Karla **Cerávolo**

O Começo
da Vida
A Atuação do Psicólogo Perinatal no Parto

Karla **Cerávolo**

O Começo da Vida

A Atuação do Psicólogo Perinatal no Parto

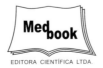

EDITORA CIENTÍFICA LTDA.

O COMEÇO DA VIDA – A Atuação do Psicólogo Perinatal no Parto
Direitos exclusivos para a língua portuguesa
Copyright © 2019 by MEDBOOK – Editora Científica Ltda.

Nota da editora: A autora e a editora não podem ser responsabilizados pelo uso impróprio nem pela aplicação incorreta de produto apresentado nesta obra. Apesar de terem envidado esforço máximo para localizar os detentores dos direitos autorais de qualquer material utilizado, o autor e a editor estão dispostos a acertos posteriores caso, inadvertidamente, a identificação de algum deles tenha sido omitida

Editoração Eletrônica: ASA Editoração e Produção Gráfica
Capa: Bruno Sales

Reservados todos os direitos. É proibida a duplicação ou reprodução deste volume, no todo ou em parte, sob quaisquer formas ou por quaisquer meios (eletrônico, mecânico, gravação, fotocópia, distribuição na Web ou outros), sem permissão expressa da Editora.

CIP-BRASIL. CATALOGAÇÃO NA PUBLICAÇÃO
SINDICATO NACIONAL DOS EDITORES DE LIVROS, RJ

C391c

    Cerávolo, Karla
    O começo da vida : a atuação do psicólogo perinatal no parto / Karla Cerávolo. - 1. ed. - Rio de Janeiro : Med Book, 2019.
    116 p. ; 23 cm.

    Apêndice
    Inclui bibliografia e índice
    ISBN 9788583690481

    1. Cuidado pré-natal. 2. Gravidez - Aspectos psicológicos. 3. Nascimento - Aspectos psicológicos. 4. Parto (Obstetrícia) - Aspectos psicológicos. 5. Psicologia da primeira infância. I. Título.

19-57923   CDD: 618.248917
                        CDU: 618.2:159.9

Leandra Felix da Cruz - Bibliotecária - CRB-7/6135
25/06/2019   27/06/2019

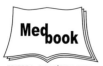

Avenida Treze de Maio 41/salas 803 e 804 – CEP 20.031-007 – Rio de Janeiro – RJ
Telefones: (21) 2502-4438 e 2569-2524 – **www.medbookeditora.com.br**
contato@medbookeditora.com.br – vendasrj@medbookeditora.com.br

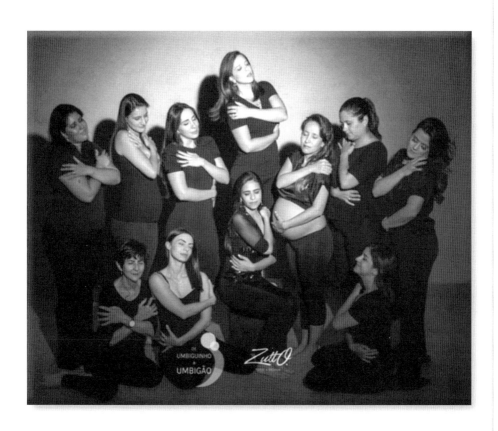

Sumário

Agradecimentos, 9

Prefácio, 11

Apresentação, 13

Introdução, 15

Ser psicóloga perinatal, 17

O primeiro encontro, 19

A importância do acompanhamento psicológico na gestação para a tecelagem do vínculo com o bebê, 21

Meu colo, 25

Oração, 27

Devemos cuidar dos nossos partos, 29

O papel do psicólogo perinatal no parto, 33

Preparação emocional para o parto, 35

Marcas que marcam, 39

Partos em partes, 41

Do "não precisa ficar" ao "sem você eu não teria conseguido", 43

O vínculo e o medo da morte, 45

Os lutos paridos no nascimento de um filho, 47

Que haja amor no nascimento de seu filho, de sua filha, de seu (re)nascimento, 49

Nascer e morrer, 51

Ao avesso, um encontro com o amor, 53

"Eu não quero vê-lo", 55

Um parto, mil lembranças e dores, 57

Silencioso amor, 59

Um ninho vazio, 61

"Ele não vai conhecer o pai", 63

Nascer, renascer..., 65

Quando um bebê não é "perfeito", 67

Um bebê que sempre foi anjo, 69

Braços vazios, sim, e o coração cheio de amor, 71

Homem não chora, 73

Difícil amar de novo..., 75

Sobre humanizar o humano, 77

Ser mãe é uma escolha, 79

Carta aos papais grávidos, 81

Carta às mães, 83

Enquanto você não vem, 85

Sonhei com você, 87

Relatos de mães acompanhadas por mim em seus partos, 89

Textos de amor e sobre o amor, 105

   Posso ser um bom pai/mãe se não tive bons pais?, 105

   Uma viagem, 106

A experiência do puerpério, 109

Seja rede de apoio, respeito e amor, 111

Cuidado de mães, a começar por mim, 113

Começou..., 115

Agradecimentos

Deus, obrigada por cada experiência tão divina, que permitiu cada linha deste livro, pelo milagre da vida diante dos meus olhos, concretizando Seu amor por mim.

Mãe, obrigada por ser meu começo e por deixar tanto amor impregnado em minha história.

Pai, por me ensinar que a motivação para realizar qualquer sonho está dentro de mim.

Mano, por nunca desistir de mim.

Dan, por tanto amor, apoio, paciência e, principalmente, pelos dois filhos lindos que me deste.

Davi e Bento, pelo maternar, experiência mais extraordinária da minha vida. Meu amor por vocês é maior que o céu e o mar.

Virgínia, por acreditar em mim e por tanto me apoiar para começar.

Tia Lu, por tanto carinho com meus filhos e por seu cuidado comigo.

Doutor João, pela porta aberta e por tamanho aprendizado.

A todos os médicos com os quais tenho a honra de trabalhar, ofereço meu carinho e gratidão. Obrigada por confiarem em meu trabalho: Lidyane Gomide, Claudia Carrijo, Simone Ramos, Fernanda Marques, Mariana Stival, Annita Moraes e Polyana Mattedi.

À equipe "De Umbiguinho a Umbigão" que trabalha comigo: Janete, Joice, Cintia, Katiúscia, Rô, Mariana e Renata.

A toda a equipe "Brincar como Antigamente".

Aos casais e fotógrafos que gentilmente autorizaram a publicação de suas fotos neste livro, especialmente a Jéssica Lobo, Bela Fin, Paula Sales e Luiz Fernando, nosso querido Zutto.

E, de maneira especial, obrigada a cada mulher que se entregou e confiou em meu trabalho, cravando em minha memória seus partos tão intensos e cheios de amor. Para sempre.

Por último, aos bebês que tive a honra de ver nascer. Obrigada!

Deus abençoe cada um de vocês por toda a vida.

Prefácio

Karla Cerávolo é talentosa. Muito. Seus predicados afloram em cada palavra, verso, música e texto. Mas aqui, no seu livro, o que percebemos de mais vivo é o diálogo. Ela conversa com a gestante e com seus mitos de maneira fluida, singular e clara.

Não só conversa como exemplifica, descreve e reescreve o mistério de ser mãe. Começa com a própria história de cada gestante. Mostrando como somos únicos. Desfia, com a delicadeza que lhe é peculiar, toda a trama do gestar.

Existe a mãe que sofreu quando menina. Há outra que recusa o bebê. Outras cujos bebês correm riscos e outras mais com uma criança com patologia rara, uma síndrome grave. Cada detalhe da abordagem é descrito. São relatos cheios de amor.

Ela não se esquece da família e do contexto em que a mãe está inserida, nem o pai. Sim, o pai tem espaço, assim como todos têm um papel nesse vasto mundo que é a maternidade.

Daqui, dos meus 30 anos de obstetra, vejo com orgulho essa mãe, mulher e profissional semeando carinho e conhecimento. Acredito no parto humanizado para todas e todos. Karla vem ao encontro disso. Estamos juntos. Cada bebê que amparo e trago ao mundo é parte dela que vem e que fica, assim como minha.

Obrigado, Karla, por prestar um serviço tão belo e ao mesmo tempo tão entregue. Sua entrega, sua lisura, ética e desvelo são percebidos por todos: pelas mães, por mim e, tenho certeza, pelo leitor.

João Baptista Alencastro
Médico Ginecologista-Obstetra

Apresentação

Foi com muita alegria que li "De umbiguinho a umbigão", ora rebatizado como *O Começo da Vida*, acompanhando o mergulho de Karla no universo da maternidade. Integrando a experiência pessoal com seus dois filhos à assistência afetuosa e competente que oferece às mulheres que atende, Karla vive e trabalha com o coração, contribuindo para a boa tecelagem do vínculo entre as famílias e os seres que estão sendo gestados e nascem em sua presença.

O amor transborda também na escrita do livro, mesclando poesia e relatos emocionantes das vivências da gravidez e do parto. Da profunda alegria que acompanha o bem nascer até a dor das perdas, do sonho não realizado. Quando acontecem problemas, a escuta sensível e o acolhimento ajudam as pessoas a renascer pela dor e pela aprendizagem que vêm com o sofrimento e a estabelecer o compromisso de viver cada dia da melhor maneira possível.

Desde o início da década de 1970 acompanho as pesquisas realizadas em diversos países sobre o mundo intrauterino e os primeiros anos de vida. Atualmente, fala-se muito da importância dos 1.000 dias contados a partir da concepção até os primeiros 2 anos. É emocionante constatar a evolução dos conhecimentos nessa área: as competências do feto e do bebê, como aprende e se comunica desde o útero materno, que é nossa primeira "sala de aula", e a repercussão dos acontecimentos desses 1.000 dias até a idade adulta. Por isso, é tão urgente a expansão da Psicologia Perinatal para prestar assistência às "famílias grávidas", com bebês e crianças pequenas, para que se faça uma "tecelagem do vínculo" que transmita muito amor e segurança, criando alicerces sólidos de saúde física e emocional.

Contar com atendimento de boa qualidade na gestação, no parto e no pós-parto é uma bênção. Como mãe de um casal de filhos já adultos e tendo atendido tantas pessoas em décadas de trabalho, sinto como é importante acolher com sensibilidade e empatia o medo, a insegurança, a ansiedade, a tristeza e a alegria, entendendo que a experiência de ter um filho nos oferece a oportunidade de rever e, de certo modo, refazer nossa própria história, entrando em contato com o bebê que fomos um dia.

A partir da descoberta da Psicologia Perinatal, área de atuação tão necessária e necessitada de expansão, Karla descobriu sua vocação mais profunda e, com este livro, oferece uma contribuição preciosa para ampliar os conhecimentos de quem já trabalha nesse campo e para inspirar muitas pessoas a seguirem esse caminho.

Com muito carinho, Karla, desejo que continue a trilhar esse caminho iluminado!

Maria Tereza Maldonado
Psicóloga e Escritora

Introdução

Desde os 13 anos de idade, trabalho com crianças e sempre amei muito estar entre elas. Pensava que elas seriam o meu "grande trabalho" por toda a vida. Mas foi com a chegada do meu primeiro filho, Davi, hoje com 5 anos, que entendi que o que eu queria fazer era maior. Que estar entre as crianças não bastava para tentar fazer a diferença em suas vidas. Depois do Davi, veio o Bento. Dois filhos, duas gestações e dois partos tão distintos. Com eles aprendo todos os dias.

Ao pesquisar, encontrei a expressão *Psicologia Perinatal*, que é nova no Brasil. Nunca havia ouvido falar. Estava grávida do Davi quando deparei com essa área de atuação, e tenho certeza de que nela permanecerei até meu último dia de vida.

Cuidar de criança é, para começar, cuidar da mãe. A criança começa na mãe. Todos nós começamos nas mães, nas avós, nas bisas. Poder cuidar dessa *semente da vida* é para mim uma dádiva, uma grande honra diante do Criador.

Pesquisei, estudei, e nunca mais vou parar de pesquisar, pois há algo grandioso e misterioso a ser entendido nessa ambivalente relação entre mãe e filho. O que acontece nessa incrível díade tem impacto por toda a vida.

A mulher nem sempre desempenhou o mesmo papel na sociedade, e a luta por direitos iguais muito se refletiu na maternidade. Ao deixar de lado o papel exclusivo de maternar, além de cuidar do casamento, a mulher vive a liberdade inclusive de não ter filhos. É claro que tal liberdade mexeu na estrutura familiar e da sociedade.

Recebo em meu consultório tantas mães em busca de respostas, procurando encontrar o equilíbrio entre a vida com a família e a profissional. Há sofrimento no engravidar. Há sofrimento no não engravidar. Há sofrimento em engravidar e perder o bebê e, ainda, em acreditar que foram a própria dúvida e a insegurança que levaram a essa perda. Há sofrimento em ser mãe antes dos 30. Mais sofrimento ainda em ser mãe depois dos 35.

Há sofrimento em ser mãe de criança com alguma síndrome. Há sofrimento em não poder mais viajar ou dormir até tarde. Há sofrimento nas horas a menos dispensadas ao trabalho. Há sofrimento no dinheiro a menos. Há sofrimento em ter apenas um filho. Há sofrimento em ter apenas dois filhos. Há sofrimento por não ter a menina dos sonhos. Há sofrimento no parir. Ah, como há sofrimento aqui... Há sofrimento no amamentar, em dar mamadeira, em deixar no berçário, em ficar com o filho 24 horas, em levar o bebê para a cama, em dar chupeta, em deixar dormir no peito, deixar chorar, dar colo, dar amor...

Temos de cuidar das mães. Formar mais profissionais. Mais e mais psicólogos atuando nessa área, pois apenas no Brasil nascem, em média, 321 bebês por hora, ou seja, temos muitas mamães precisando ser cuidadas para que tenhamos uma sociedade melhor, com seres humanos recebidos com respeito, amor e, principalmente, com a estrutura emocional da família no lar em que nascem.

Especializei-me em Psicologia Perinatal e da Maternidade. Não tenho uma postura rígida acerca da Psicologia convencional. Cada mulher que se apresenta diante de mim tem uma história, seu começo de vida, e tudo que eu tenho a oferecer a ela inicialmente é minha escuta amorosa, atenta e desprovida de qualquer julgamento. Todo o processo terapêutico é pautado em acessar suas primeiras experiências para prepará-la para viver o que deseja em seu maternar, ressignificando suas feridas infantis, entendendo sua história e oferecendo ferramentas para enfrentar a realidade de estar diante de um ser humano completamente dependente e frágil, que irá exigir dela muito mais que qualquer outra experiência nessa vida.

Cuidar da mulher nos primeiros 1.000 dias de vida de seu filho – desde a concepção até a criança completar 2 anos – é extremamente importante para garantir uma sociedade mais saudável e equilibrada. As experiências nessa fase da vida terão influência sobre todas as outras ao longo da existência. Cuidemos das mães e a gente se verá muito bem *lá no futuro*. Mãe é o começo da vida e também já foi bebê. Também teve seus primeiros 1.000 dias de vida. E que fique claro: esse é só o começo. As mães devem ser cuidadas e contar com uma rede de apoio durante a vida. Mãe é sensível, frágil, e muito forte também, mas precisa e merece ser cuidada.

Do começo ao fim da vida.

Boa leitura!

Ser psicóloga perinatal

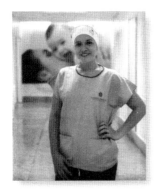

*Ser psicóloga perinatal
É ver todos os dias
A ambivalência da maternidade
Risos e choros
Medos e coragens
Forças e fragilidades
É poder ajudar tantas mães
E aprender com elas
Ver de perto nascimentos
E, às vezes, a morte
É se colocar à disposição da mulher
E entender suas necessidades
Ouvir...
Perceber...
Respeitar...
Amar.
Ser psicóloga perinatal
Acompanhar mulheres que amam
Antes mesmo de conhecer
Amam antes mesmo de gerar
Desejam, sonham, tentam...
É acompanhar mulheres que geram
E enfrentam medos, angústias
Enfrentam a si mesmas
Suas histórias, suas dores,
Mergulham em seu mar profundo
Em busca de saber mais de si
Para, então, entregar-se ao
   que chega...*

*Ser psicóloga perinatal
É ver encontros lindos acontecendo
Mães que choram, que tremem,
Mulheres parindo com dor,
Sem dor,
Desejando a dor,
Evitando a dor.
São tantas. São únicas!
É acompanhar novas mulheres
Que nasceram, renasceram
E que depois desse encontro
Voltam para si, inevitavelmente
Como um pássaro que volta
   ao ninho...
Tudo novo
Pede aprendizado
Precisa
Exige
Ser psicóloga perinatal
É aprender, chorar, cansar,
Ver a vida, ver a morte
Ver a ordem natural
Ver a ordem estranha e dolorosa...
   em desordem
É amor. Todos os dias
Muito amor
Pela mãe. Pelo pai. Pelo filho.
Por nós mesmas, Filhas, Mães,
Mulheres.*

O primeiro encontro

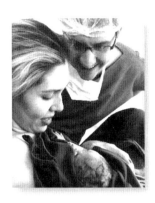

A cada encontro
Um bebê que nasce
Adultos renascem
E são tocados pelo amor
Amor à vida
Amor a Deus
Amor ao ser humano
Quando estamos lá e nos deixamos ser tocados
Por todo esse amor que nasce
Também renascemos nós, os profissionais,
Apaixonados pela vida
Pelo amor.

A importância do acompanhamento psicológico na gestação para a tecelagem do vínculo com o bebê

Quando ouvi a expressão *tecelagem do vínculo* sendo utilizada pela querida Maria Tereza Maldonado, pensei: "Caramba!" Não poderia haver expressão melhor. Imaginei logo aquele sentimento se desenvolvendo, vagarosamente, com um certo esforço, em seu tempo, de forma tão singular, pura e leve.

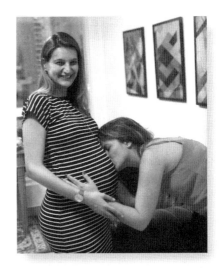

Não, gente, o amor não nasce junto com o resultado do Beta. Com frequência, ele demora meses. Muitas vezes, o bebê nasce antes do amor e, algumas vezes, o bebê cresce sem o amor necessário para um bom desenvolvimento.

As ciências que se dedicam ao começo da vida comprovam que as experiências vividas ainda no útero materno têm influência sobre o desenvolvimento humano, e é durante a gravidez que a mulher poderá construir o alicerce de seu vínculo com seu filho.

Diante de todas as mudanças sofridas durante o ciclo gravídico-puerperal, é imprescindível que a mulher receba o devido suporte emocional para que consiga se reestruturar. Cabe ressaltar a importância do atendimento integrado de todos os profissionais que estarão com essa mãe nesse momento tão intenso e de mudanças inevitáveis.

Seria incrível se todas as famílias recebessem os cuidados necessários logo no começo da vida, pois estudos comprovam que a negligência parental influencia gravemente o desenvolvimento da criança, causando deficiências cognitivas, dificuldade no processo de aprendizagem e problemas de interação social, entre outras marcas que podem se arrastar por toda a vida.

Aqui é preciso chamar a atenção para o extremo cuidado que cada mulher deve receber principalmente durante a gravidez. Se todas tivessem a chance de parar durante os 9 meses de gestação para cuidar de si, de seus traumas, suas feridas, olhar para sua história e ressignificar as experiências negativas vividas na infância e na adolescência, com certeza teríamos mulheres com melhor estrutura emocional para educar as crianças e prepará-las para o mundo.

Durante o acompanhamento psicológico na gestação, cada mulher pode ficar de frente para seu espelho emocional e enxergar a criança, a menininha que há dentro de si. Por mais difícil que seja encarar, acessar suas experiências infantis, isso oferece uma oportunidade de entender seus pais, olhar para os pais de seus pais, suas raízes, *seu* começo. Assim, ela consegue melhorar sua estrutura emocional para reconhecer suas fraquezas e habilidades diante do filho que chega e se ajustar para viver a experiência do maternar.

Um dos objetivos do acompanhamento psicológico na gestação, segundo Bortoletti, "é preparar a mulher para a maternidade, processo completo que não sabemos exatamente onde se inicia e acreditamos que só termine com o final da existência de cada ser humano".

Quando a mulher se propõe a tecer um vínculo consigo mesma, com sua própria história, entendendo cada nó, cada laço, cada dor, ela consegue tecer o vínculo com seu bebê sem culpa, sem pressa. O começo da vida flui.

Mães conectadas consigo mesmas se conectam melhor com seus filhos, e o processo terapêutico iniciado na gestação – ou até mesmo antes de engravidar – proporciona à mulher a possibilidade de acessar mais profundamente sua essência e se tornar consciente das dificuldades que possa enfrentar com a chegada do filho.

Nem sempre, porém, a dificuldade em estabelecer o vínculo com o bebê está em histórias antigas ou reflete experiências da infância. As necessidades da mulher emergem durante o acompanhamento psicológico.

O momento e a maneira como um bebê chega à vida de um casal influenciam muito a tecelagem do vínculo entre a família e a criança.

Para exemplificar, certa vez atendi uma cliente que não fazia vínculo com o bebê. Durante meses usou calças *jeans* e nem sequer parecia estar grávida, escondendo a barriga. Durante as sessões ela falava sobre vários assuntos aleatórios e contava sua rotina, mas não acessava a gravidez.

Bem, sou psicóloga perinatal. Trato especificamente sobre maternidade. Então, com poucas sessões já "soltei o pé na porta", como costumo brincar: "Quando iremos falar sobre você e seu bebê?"

O tal pé na porta implica o risco de nunca mais ver a cliente, mas posso garantir que funciona mais positiva que negativamente, e o melhor: deixa-me com a consciência tranquila de estar exercendo meu trabalho sem fazer a cliente perder tempo nem dinheiro.

Foi um longo caminho. Muitas vezes cansativo e difícil.

O bebê era filho de um homem que ela amava, mas que não a amava. Não estavam juntos: "Era para ter sido apenas uma transa de *flashback*, doutora."

É claro que bebês que não são bem-vindos podem atrapalhar muito a vida de uma pessoa, mas precisamos fazer nosso trabalho de maneira lúcida e sem romantismo. Temos uma criança que irá nascer e que merece ser bem-cuidada, principalmente no começo de sua vida. É nosso dever chamar a atenção da mãe para os malefícios dessa distância entre ela e seu filho.

– Mas, Karla, você sempre diz que primeiro temos de cuidar da mãe. Que, se a mãe estiver bem, a criança estará bem.

Digo mesmo! Sempre! E acredito muito nisso. Por isso devemos promover o diálogo entre mães e filhos ainda no período gestacional com as verdades que precisam ser ditas, sem romantismo, para que elas tenham a paz e a estrutura emocional para serem mães, mesmo que isso não represente uma alegria.

Durante o acompanhamento psicológico na gestação, a cliente foi convidada a fazer o exercício de dialogar com seu filho, contando a verdade sobre seus sentimentos. Exercícios como esse ajudam muito no processo terapêutico, e durante a gestação a mulher vai criando, mesmo que não seja tão afetivo, o vínculo necessário com seu bebê.

Que possamos auxiliar as mães a serem reais, a falarem a verdade para seus filhos, ainda que intraútero. O começo da vida está acontecendo. São 1.000 dias que têm um grande impacto para o resto da vida a contar do dia da concepção.

....

Quando a mulher faz o acompanhamento psicológico na gestação, mesmo que por curto período, temos mais recursos para atuar no momento do parto. Reconhecer os gatilhos emocionais que ela possa disparar em seu trabalho de parto e até mesmo na cesárea torna possível oferecer maior suporte emocional tanto a ela como a toda a família.

As sessões terapêuticas de preparação emocional para o parto trazem à tona muitas questões a serem trabalhadas com a mulher e identificam suas necessidades diante das feridas e registros trazidos de outras experiências maternantes.

Ao parirmos, não parimos somente uma criança. Parimos nossas experiências, nossas histórias. A mulher deve ser preparada para esse encontro tão grandioso, para que ele aconteça de maneira saudável, respeitosa e rodeada de cuidados, pois é ali que ela recomeça, deixando seu espaço primário de filha para se tornar mãe. Será necessária uma atualização gradual de seus papéis, de suas referências. Ao parir, a mulher sai levando nos braços não apenas um filho, mas tudo que nasceu naquele momento, além de deixar para trás tantas outras coisas: sua liberdade, seus projetos, seus sonhos, mesmo que temporariamente. Nascimento e morte fundidos em um único instante. É, com certeza, muito para assimilar sozinha.

Toda mãe merece ser cuidada.

Meu colo

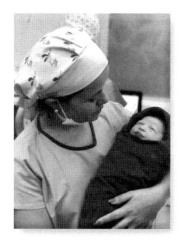

Eu o segurei no colo
No seu primeiro dia de vida.
Você não sabe, bebezinho,
Pode ser que a gente jamais se encontre
outra vez...
Mas nesse dia
Eu, em silêncio, pedi a Deus
Que ilumine seus passos,
O abençoe e guarde,
Por toda a vida.
Talvez você jamais saiba nada sobre mim,
Mas eu sei sobre você,
E o levarei comigo na minha história.
Por isso,
Obrigada!

Oração

Que eu nunca me acostume com a emoção de estar aqui,
Que jamais seja superficial ou distante,
Que seja sempre intenso, humano, divino,
Que seja sempre, mesmo que eu me perca em números,
Um milagre.

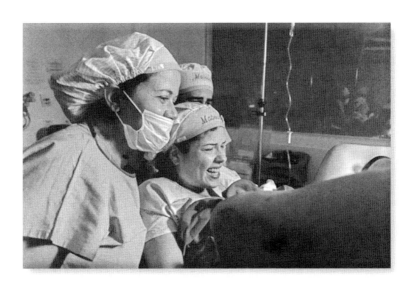

Devemos cuidar dos nossos partos

Todo nascimento deve ser lindo. Toda chegada de um bebê ao mundo deve ser vivida de maneira única, com respeito, amor, entrega e muito compromisso.

Nenhuma mulher deve viver esse momento – independente da via de parto – sozinha, sem suporte emocional. Os pais devem saber o quanto são bem-vindos, o quanto são importantes e, principalmente, como seu amor é fundamental na chegada de seu filho(a). É um momento único! Um momento grandioso!

Quem estiver por perto, que seja luz, amor, cuidado e respeito... e que seja gratidão, pois é um presente a experiência de ver o milagre da vida acontecer diante de nossos olhos. É Deus se fazendo humano em tantas e tantas versões.

. . . .

O parto normal é indiscutivelmente o melhor para a saúde da mãe e do bebê. São vários os benefícios. Mas é preciso olhar também para a cesárea como uma via de parto benéfica. Muitas mulheres enfrentam julgamentos e críticas por seus partos não darem certo.

"Não darem certo"? Como assim? Não estou entrando nas questões que envolvem violência obstétrica, nem ignorando o fato de que muitas vezes a mulher não recebe o suporte emocional necessário. Não estou dizendo que não acredito que "podemos parir". Acredito! Mas é bem aí, nesse "detalhe" do podemos, que residem tantas questões, tantos gatilhos emocionais.

Todas podem. No entanto, muitas de nós não conseguirão, não desejarão, não terão informações suficientes, não dilatarão – mesmo – não suportarão, não acreditarão, não parirão.

O mais triste, contudo, está na frustração da mulher que a caminho do centro cirúrgico é capaz de dizer que seu parto "não deu certo". É triste demais saber que em poucos minutos ela terá o *grande encontro* com seu filho e que o sentimento que se estabelece é o de frustração.

A mulher que entra em trabalho de parto, que tenta, que insiste, que suporta e que por qualquer motivo tem de se submeter à cesárea deve receber o mesmo suporte e deve estar preparada para viver a segunda opção, também cheia de amor, de entrega, de confiança e paz. Há entre o "não consegui" e a cesárea um vazio imenso, cheio de dor e solidão.

Não se trata apenas da preparação por 9 meses para um parto normal. Trata-se de história, de registros, de crenças, de marcas, de uma vida inteira a ser parida, e nem todas vão viver essa experiência. Para cada uma, um motivo.

É preciso olhar para as dores físicas e também para as dores emocionais que a mulher enfrenta ao parir.

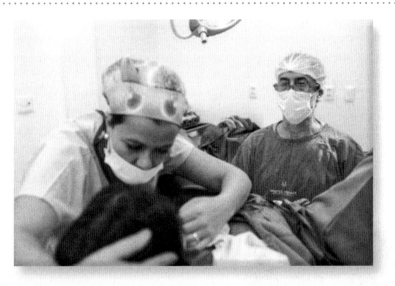

Nem sempre vai dar!
Médicos vão errar,
Batimentos cardíacos caem,
Mecônio é grave, sim,
Pressão interfere, sim.
Emoções e sentimentos interrompem o trabalho de parto, sim...
Há tanto o que dilatar para receber um filho. Tanto...
Não seja mais um dedo apontando.
Seja colo,
Seja ouvidos,
Seja amor.
Toda mãe merece respeito e amor!

Durante a preparação emocional para o parto, a mulher aprenderá a se observar, percebendo como suas emoções afetam seu corpo, e a lidar melhor com essas emoções, o que também favorece o processo de lidar melhor com o momento do parto. Além disso, se ela trabalhou seus medos e inseguranças durante a gestação, é possível que se sinta mais segura e ativa em relação ao parto normal, podendo fazer escolhas mais conscientes a respeito do que ela quer para o nascimento de seu bebê.

Ao se preparar emocionalmente para o parto, a gestante irá identificar questões emocionais não resolvidas que possam atrapalhar sua relação com o bebê, além de desencadear possíveis transtornos, como a depressão pós-parto. No parto, acontece a maior liberação hormonal da vida de uma mulher, o que potencializa suas emoções.

Cuidados emocionais durante a gravidez são muito importantes para esse começo de vida, para que a mulher tenha o melhor encontro possível com seu filho.

A mulher que tem a possibilidade de fazer terapia durante a gestação identifica com maior clareza os gatilhos emocionais que possam ser disparados no trabalho de parto, reconhece suas habilidades emocionais e acessa sua vulnerabilidade.

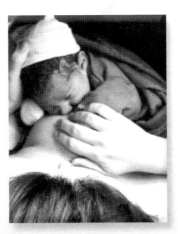

O início do vínculo mãe-bebê está muito condicionado à experiência do parto e aos primeiros encontros entre mãe e filho. PRECISAMOS CUIDAR DOS NOSSOS PARTOS!

O parto deveria ser revelador no sentido de que cada mulher deveria ter a possibilidade de parir da maneira mais próxima daquilo que ela é EM ESSÊNCIA. São poucas as mulheres que conseguem se ver refletidas no parto que acabam de atravessar. Os partos não são bons nem ruins, mas a vivência de cada mãe é fundamental para a compreensão posterior de suas dificuldades no início do vínculo com seu filho. (Laura Gutman)

Independentemente da via de parto, esse encontro deve ser vivido com o máximo de envolvimento, intensidade, concentração e comprometimento de todas as pessoas que estarão ali naquele momento.

Mãe, receba seu filho com todo o respeito e o amor que ele merece, para que o começo de sua vida a seu lado seja especial, único e maravilhoso.

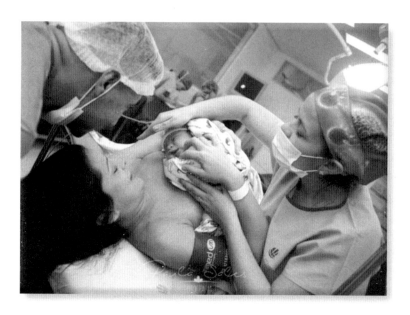

O papel do psicólogo perinatal no parto

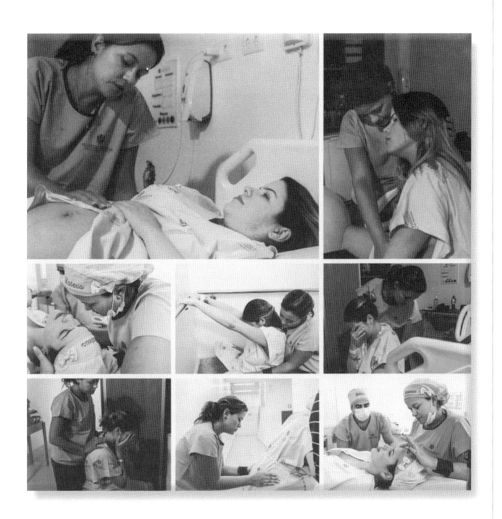

Nos últimos anos acompanhando partos, aprendendo e descobrindo nosso verdadeiro papel nesse momento ímpar da vida, identifiquei como atitudes imprescindíveis:

- Oferecer suporte emocional à parturiente e ao pai do bebê para que vivenciem esse encontro da melhor maneira possível.
- Identificar os gatilhos emocionais que possam influenciar o parto, independentemente da via.
- Facilitar modificações comportamentais necessárias para um bom nascer.
- Minimizar o sofrimento.
- Intervir quando necessário para que a tríade mãe-pai-bebê inicie a tecelagem de vínculo na primeira hora de vida do bebê.
- Identificar a qualidade do vínculo da mãe com o bebê.
- Facilitar o contato imediato da mãe com o bebê, inclusive para que possa amamentar na "hora de ouro".
- Identificar a necessidade de maiores cuidados no pós-parto, de modo a evitar a depressão e outros transtornos.

Acompanhar o parto da mulher que fez o acompanhamento psicológico na gestação garante ao profissional recursos mais eficazes de intervenção, independente da via de nascimento.

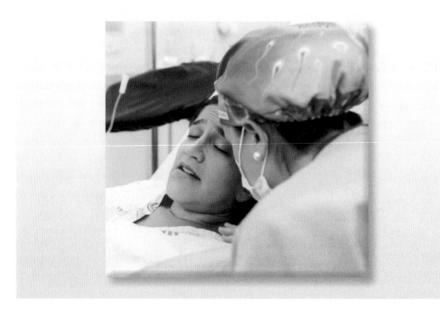

Preparação emocional para o parto

O que lhe foi oferecido ao nascer?
Você sabe?
O que você sabe sobre o começo de sua vida?
Tem tanta resposta lá,
Martelando,
Impedindo,
Agredindo,
Incomodando,
Sangrando...

Todos temos direito a um bom nascer. Mas nem todos o vivenciamos. E carregamos as marcas do nosso nascimento, do nosso começo. Elas estão aqui, o tempo todo, e vão ser paridas quando parirmos nossos filhos!

Olhe-se no espelho e pergunte: "O que eu vivi ao nascer?"

E o principal: "O QUE EU QUERO VIVER AO PARIR?"

Há muita expectativa de cada mulher sobre o parto, mas a grande maioria não está atenta aos fatores emocionais que envolvem um bom nascer. Ao acessar sua própria história e identificar aspectos importantes do início de sua existência, a mãe terá a oportunidade de reescrever sua história, despindo-se do peso da repetição e do que lhe foi contado ao longo de sua vida e que, muitas vezes, não condiz com o que realmente aconteceu.

Explico: muitas vezes, crescemos ouvindo frases como "Você foi uma filha desejada", "Não a amamentei porque não tive leite", "Parei tudo em minha vida para me dedicar a você". Essas palavras caem como sementes em nossa *terra fértil*, tornando-se uma grande verdade em nossas vidas. Mas nem sempre, nem sempre mesmo, é isso o que sentimos. Os sentimentos não condizem com o que nos disseram, e aí começa a grande desestruturação de nossa maternidade.

Querer ser tudo para os filhos, dar tudo o que nos foi dado, ou até mesmo o que não nos foi dado, é muito difícil e exige muito do ser humano, além de ter forte impacto nas relações entre pais e filhos. Se não nos foi dado, com certeza será mais difícil passar para a frente. Se a semente plantada não condiz com o fruto que nos tornamos, há algo errado nessa história. Na minha história e na sua história.

E então, por termos crescido ouvindo essas histórias, exigimos demais de nós mesmas. A mulher se sente na obrigação de amar o filho assim que descobre estar grávida. Sente-se menos mãe quando não consegue amamentar e se culpa (ah, a culpa!) por deixar o filho na escola e ir trabalhar; afinal, ela deveria deixar também sua profissão e se dedicar integralmente ao filho.

Aqui reside uma grande questão: nossas mães e as mães de nossas mães também foram poupadas das verdades. Que mãe sente orgulho ou acha fácil dizer ao filho que ele não foi bem-vindo? Que mãe conta para as amigas ou até mesmo para o próprio filho que não teve leite, que não conseguiu amamentar? Que mãe não sofre pela ambivalência de ter de deixar o filho e ir trabalhar?

Alguma? Não. Nenhuma.

Então vamos à árdua tarefa de acessar os sentimentos relacionados com cada sementinha deixada em nossa terra virgem e fértil.

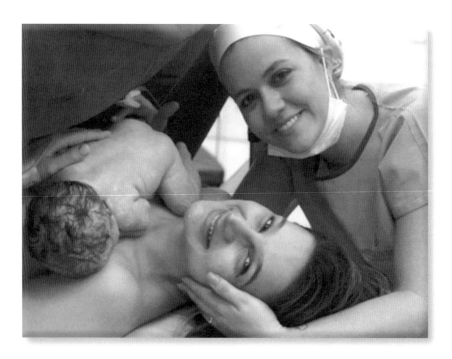

– Você sente que foi desejada de fato?

– Você foi desejada como menina? Qual é a história por trás da escolha do seu nome?

– O que você sente ao se imaginar (ou até lembrar) sendo amamentada?

– Quais sentimentos chegam quando você se imagina com 1 aninho? Dois aninhos? Sua mãe estava de fato ali com você?

A verdade é que a maioria das mães que atendi até o lançamento deste livro aponta o sentimento de solidão e lembranças de, na infância, ver a mãe triste, agressiva e até depressiva.

Nossas mães, assim como nós, sofreram de angústia. Como nós, elas tinham sonhos que foram deixados de lado, mesmo que momentaneamente, e tentaram poupar os filhos das coisas más dessa vida, das verdades que doem.

No entanto, existe algo muito maior que as palavras trocadas entre mães e filhos: o sentimento! O amor e a conexão afetiva são os grandes mediadores dessa díade (mãe-bebê) incrivelmente fundida emocionalmente do início ao fim da vida.

Marcas que marcam

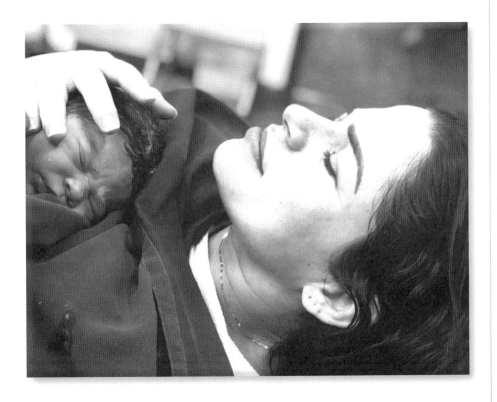

> "Vim procurar terapia porque não consigo falar com meu filho na barriga. Estou triste porque queria que fosse uma menina. Sempre tive problemas com os homens da minha família. E porque quero me preparar para o parto normal." (Luísa, 28 anos, grávida de seu primeiro filho).

Um casamento saudável e feliz. Tudo parecia muito normal na primeira sessão, mas algo chamou minha atenção: Luísa trazia vários livros e permaneceu com eles sobre o colo – cobrindo a barriga – durante toda a sessão.

Essa filha, menina, mulher, mãe, ali durante meses diante de mim, foi se despindo e vagarosamente mostrando suas marcas tão doídas que a impediam de se conectar com seu filho-homem.

Abusada sexualmente pelo padrasto dos 9 aos 13 anos sem que a mãe pudesse sequer desconfiar, ela tinha medo de não amar seu filho e de rejeitá-lo ao nascer.

Esse foi um dos processos terapêuticos mais lindos que já vivi e marcou minha história como profissional, mãe e mulher.

Um corpo maltratado, desrespeitado, teria dificuldade de parir pela via vaginal. Havia muito a trabalhar até o nascimento do bebê. Era preciso desconstruir a imagem que ela tinha do próprio corpo para vê-lo passível de amor.

A amamentação seria uma ponte estreita e longa a ser percorrida. O toque e o olhar intenso e profundo lançado do filho para a mãe enquanto mama seriam grandes lições a respeito do amor verdadeiro.

E foram. Ali, diante de meus olhos, pude ver tudo de pertinho, bem como, em vários momentos, o amor de Deus por nós, mães, recebendo a graça de escrever novas páginas em nossas histórias.

Partos em partes

Ao parir...
Ao parir, a mulher nasce
E renasce.
Vive emoções latentes de tantos momentos
Experiências de amor e dor
Lágrimas e risos
Ao parir, ela encerra ciclos
E traz à luz sonhos,
Medos e coragem
Que levará para sempre!

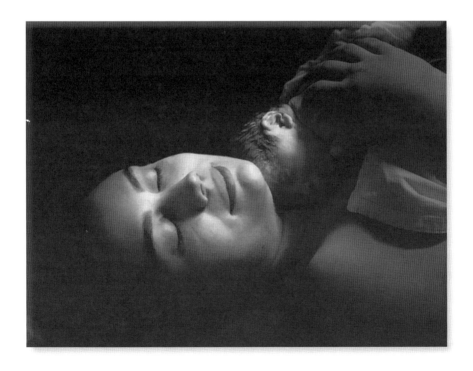

Do "não precisa ficar" ao "sem você eu não teria conseguido"

Uma mulher forte, ainda sem dor.
Quando cheguei, ela estava com 3cm de dilatação.
Não queria ajuda. Não tinha dor.
Em uma hora, a dilatação evoluiu para 7cm.
Eu fiquei. Ela pediu.
Chorou, quis desistir, chorou.
Entre abraços, olhares e uma entrega recíproca,
Ela suportou e pariu,
Pariu chorando, gemendo, sorrindo.
Pariu-se.

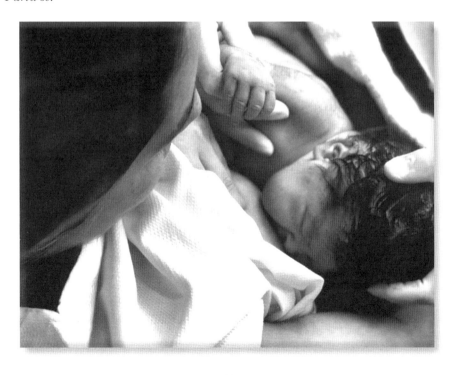

O *feeling* é extremamente importante para a realização de um trabalho eficaz. Nem sempre as mulheres desejam ter companhia. Muitas não veem a necessidade. Muitas vezes, não seremos a pessoa que dará o devido suporte emocional. Nosso olhar deve estar atento à rede de apoio que as ampara. A paciente disse que não era necessário eu ficar. Observei o comportamento do esposo, que estava agitado e com a TV ligada. Fiquei pelos corredores e avisei que voltaria mais tarde para ver como ela estava.

Voltei uma hora depois e ela já estava com mais dor, com medo e muito agitada. Pediu que eu ficasse. As horas seguintes foram lindas, e o trabalho de parto aconteceu tranquila e lentamente. Ela teve seu bebê no quarto, com muita paz, recebendo todo o cuidado necessário.

TVs ligadas, celulares e muita gente conversando no quarto podem incomodar a parturiente e atrapalhar o trabalho de parto. Mesmo em caso de cesárea agendada, sempre oriento o casal a viver esse momento com maior intimidade, mais silêncio e conexão com o bebê que está chegando. É um momento único. Quando vivido com inteireza e entrega, é melhor para todo mundo, especialmente para o bebê.

O vínculo
e o medo da morte

U ma outra cliente soube, no início da gestação, que seu bebê tinha uma síndrome incompatível com a vida e sempre trazia em seu discurso a necessidade de acabar logo com todo aquele sofrimento. Era grande a ansiedade para que o bebê nascesse e ela pudesse, então, continuar com sua vida.

Sabe-se que essa síndrome é incompatível com a vida. É esperado que a mãe tenha dificuldade em fazer vínculo com o bebê, fazer o enxoval, dar o nome, pensar no quartinho. A gestação é vivida, muitas vezes, em clima de luto.

Eis o nosso trabalho: promover qualidade de vida e tranquilidade no relacionamento entre a mãe e bebê pelo tempo que eles têm: o presente. Se o bebê está ali, dentro da barriga, crescendo, coraçãozinho batendo, esse é o tempo que ela tem para ser sua mãe, pois é esse tempo, com as experiências ali vividas, que continuará sendo lembrado ao longo de sua vida. Que essa mulher possa se lembrar com tranquilidade, sem culpa. Que ela possa viver sua gestação real, conversar com seu bebê real, doente, que pode morrer a qualquer hora, mas que por enquanto está vivo e brincando dentro de sua barriga.

Utilizo muito os exercícios de contato afetivo entre as mães e seus filhos em meu consultório. Proporcionar momentos de diálogo é muito saudável, e algumas vezes a mulher só consegue de fato conversar com seu bebê durante as sessões.

Uma música calma ajuda muito. Amo colocar músicas durante os exercícios de preparação emocional para o parto e para embalar as manifestações de amor entre a mãe e o bebê.

Aquela mãe sabe que o tempo com seu filho não será longo, e é nessa certeza que reside a diferença entre ela e as mães que estão vivendo tranquilamente sua gestação. Nenhum de nós sabe realmente quanto tempo resta de vida. O que podemos é aproveitar e viver intensamente o AGORA.

Os lutos paridos no nascimento de um filho

(a importância do pré-natal psicológico)

Ela enterrou sua primeira filha com apenas 17 dias de vida.
Depois pariu um menino, com muita dor, sem dilatação.
A segunda cesárea.
Grávida pela terceira vez,
Outro menino.
Muita dor, física e emocional,
Muitos sonhos sendo paridos.
Os lutos e a dor da vida, ali, juntos,
Não passariam por apenas 10cm.
Para tanto, não havia passagem.
A terceira cesárea, um terceiro encontro.
Mas aquele menininho estava diante de uma mulher transformada,
Totalmente parida de si.

Que haja amor no nascimento de seu filho, de sua filha, de seu (re)nascimento

Ela só chamava pela mãe,
A barriga aberta, seu bebê nascendo,
E ela só perguntava pela mãe e pedia:

"Não me diz nada sobre o que está acontecendo aí na frente."

Pariu.
Dois dias depois, uma chamada de sua mãe em meu celular:

"Ela não consegue dormir, só chora, não quer pegar o bebê e diz que está com
medo de morrer."

O suporte emocional necessário,
Uma história a ser entendida,
O encontro verdadeiro acontece.

Nem sempre seremos bem-vindos. Podemos ser, inclusive, recusados. Nesse parto, a paciente não fez contato visual comigo e rejeitou minhas poucas intervenções na tentativa de conectar a mãe com o parto e ver a chegada de seu bebê.

Saí frustrada e pensei: "Hoje não fui útil."

Mesmo nessas situações, é importante manter o olhar atento à parturiente – à sua expressão facial e corporal, suas palavras, seu comportamento em geral. Ao terminar o parto, comuniquei ao médico minha preocupação pelo fato de a paciente ter ficado "ausente" durante o procedimento e sua necessidade de ter a mãe por perto, ignorando até mesmo o marido. Alertei para a necessidade de atenção redobrada no pós-parto.

Ao iniciar o processo terapêutico, os registros daquela mulher fizeram todo o sentido. Eis sua história:

Ao nascer, entre a vida e a morte, ela precisou ficar 60 dias longe da mãe. Cresceu superprotegida e sempre teve a mãe por perto em seus momentos de fragilidade. Considerava-se insegura e recorria à mãe sempre que precisava resolver um problema. Por sua vez, seu bebê tinha a indicação de que provavelmente deveria ficar na UTI ao nascer. Dias depois de parir, ela entrou em contato por estar com depressão pós-parto (DPP).

Ao parir, parimos a nós mesmas! Que isso seja dito. Que as pessoas em torno de uma mulher que vai parir a respeitem como ser humano que tem uma história, que tem marcas por todo o corpo e na mente.

Sabemos que tudo que ocorre com o ser, desde os primórdios de sua existência biológica, tem registro, e que esse registro, feito por meio de uma memória celular, está guardado nos arquivos da memória: uma espécie de banco de dados inconsciente.

Nascer e morrer

Uma mãe entra em trabalho de parto prematuro
E depois de muito tentar
Não consegue "segurar" o bebê.
O tempo de Deus.
O tempo que Ele determinou
Para essa mãe, esse filho, esse pai...
Curto demais.
Rápido demais.
O suficiente para fazer doer
Por uma despedida precoce.
Essa despedida, aliás,
Jamais seria em tempo.
Não se prepara uma mãe
Para perder um filho.
Não há cura para essa dor.
Deve haver acolhimento,
Colo,
Amor.
O que houve ali,
Independentemente do tempo vivido,
gerou amor. Concretizou o amor.
E se a morte atropela a vida,
Os sonhos perdem a cor, o brilho.
Quem estiver por perto, seja luz, seja paz...
A saudade do não vivido dói.
E o tempo, esse que leva e traz,
Esse que tira e que dá,
Continua nos ensinando...
Dias de dor. Dias de paz.
Encontros de dor. Encontros de amor.

Ao avesso,
um encontro com o amor

Ela tinha medo de rejeitar o filho.
De olhar para ele e não sentir amor...
O amor, esse sentimento aprendido,
Faltou-lhe ao nascer.
Rejeitada, aprendeu a superar, lutar.
Lutou com toda a força que tinha em seu corpo.
Seu corpo.
Esse que carregava marcas do amor errado,
Estava ali, parindo um filho,
Fruto do amor certo e verdadeiro.
Encarou o filho, ao nascer.
Pariu dores e amores,
E entregou-se ao amor gratuito.
Ao avesso, encontrou-se.

Certa vez acompanhei uma gestante desde a 28ª semana de gravidez. Ela foi um presente. Virou-me do avesso. Uma mulher linda, sorriso vibrante, mas cujo brilho só descobri depois de muito tempo. Teve uma infância difícil. Foi rejeitada ao nascer e por muitos anos sofreu abuso sexual do padrasto.

Poucos sabem, mas a verdade é que todos carregamos em nossos registros de memória o sentimento de rejeição, sensação que temos ainda no processo de fecundação. O lindo encontro entre o espermatozoide e o óvulo é identificado como corpo estranho pelo sistema imunológico da mãe, e o casalzinho, ao se tornar um só, terá de enfrentar grandes batalhas contra os anticorpos defensores do organismo materno para sobreviver.

"Eu não quero vê-lo"
(quando o bebê sonhado não vem)

Nem sempre o bebê que nasce
É o filho sonhado.
Naquele dia, um bebê nasceu sem colo,
A mãe não quis olhar, nem falar com ele,
Nem sequer abriu os olhos durante todo o parto.
O menino chorou,
Sua boquinha malformada berrou.
Os lábios da mãe, íntegros, abriram-se,
Dando passagem às suas palavras, quase inaudíveis:
"Quando ele poderá fazer a cirurgia de reparação?"
"Em breve."
A perda daquele instante, porém,
Do encontro, do reconhecimento,
Essa, sim, precisaria de reparação,
Um dia.

Ah, se todo parto fosse o dos sonhos! Se todo nascimento fosse um momento cheio de paz para a mãe e seu filho, indiscutivelmente teríamos seres humanos muito mais felizes e emocionalmente saudáveis. Muitas vezes, a mulher vive um luto intenso ao parir, mesmo que seja um filho vivo.

Nesse parto, o bebê imaginado e sonhado não veio. A mãe estava recebendo um bebê tão diferente do que desejou. Ele tinha lábio leporino. (Sim, "apenas isso", mas para a mãe é dor, estranheza.) Ela não quis olhar, não quis pegar o bebê.

Nosso papel é facilitar o processo para que a mulher tenha lucidez a respeito de seus atos e sentimentos de modo a poder vivenciar o encontro com seu filho com a maior consciência possível. Podemos (e devemos) falar e chamar a atenção da mãe para todos os detalhes desse encontro, para que ela reconheça o bebê no nascimento: o filho real, não o imaginado.

Um parto, mil lembranças e dores

Ela não queria uma menina,
Ela nem sequer queria estar grávida.
Tinha tomado outro rumo,
Cirurgias de reparação no corpo
Tentando esconder marcas profundas.
Um namorado apaixonado não tirava os olhos dos seus,
Estava feliz, encantado e à vontade com o parto.
Ela, não.
Divagando, entre frases soltas:
"Eu tinha 13 anos…"
"Ele pensou que eu estivesse morta…"
"Este não é meu primeiro parto…"
O vínculo, a entrega.
Um grande encontro aconteceu.

Nem sempre temos tempo para estabelecer um vínculo com a parturiente. O ideal é que estejamos com ela pelo menos meia hora antes do parto (via cesárea) para fortalecer o vínculo e acompanhá-la. Nesse caso, quando cheguei, todos já estavam no Centro Cirúrgico. Percebi a agonia e a tristeza daquela mulher ao parir. Aparentemente, estava tudo bem, sem riscos – físicos – para o nascimento.

Eu fiquei apenas acariciando seu rosto, enxugando suas lágrimas e dizendo "estou aqui por você". Ela aos poucos soltou sua história. Havia sido estuprada na adolescência e, mesmo achando que estivesse morta, o homem continuou a violentá-la. Ela engravidou. Abortou. Sofreu e desejou nunca mais ter filhos.

O agora!

É nosso papel chamar a atenção da paciente para esse tempo tão precioso. Era um novo momento. Insisti para que ela falasse um pouco sobre aquele momento – e pudesse se ouvir – sobre o *agora*. Sobre sua nova história: um homem carinhoso que a amava. Tinham feito muitos planos juntos. A bebê mudaria esses planos, mas de um jeito doce e pacífico.

Ela se acalmou. Recebeu sua filha nos braços, pediu perdão pelo "tempo perdido" e chorou.

Eu também chorei, para variar.

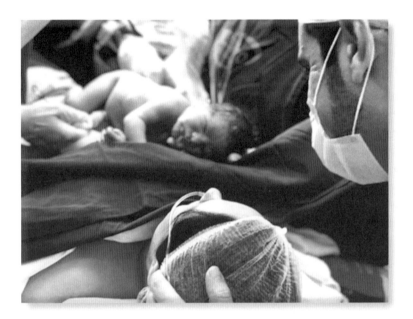

Silencioso amor

Um parto. O bebê estava com 28 semanas e seu coraçãozinho parou de bater. Ela estava forte e não chorava. Suas palavras eram firmes, de quem entende que existe uma vontade maior que a sua e que rege nossas vidas.

Poucas palavras, um parto silencioso. "Quando vou poder voltar para casa?", ela perguntou, quebrando o silêncio. Seus pensamentos estavam em busca de esperança, de começar de novo, de olhar para a frente.

Não queria ver o bebê. Conversamos muito sobre a importância dessa despedida e ela conseguiu olhar, se despedir. Chegou a tocar naquele rostinho miúdo. Meus olhos se encheram de lágrimas. Quanta dor!

Muito silêncio.

Depois, a família inteira, que aguardava do lado de fora, também pôde ver o bebê. Uma despedida necessária. Foram 7 meses de um amor que crescia de todos os lados.

Voltei para casa e abracei os meus.

Todo o tempo do mundo parece pouco para viver esse amor.

....

*Gostaria de ressaltar a importância de o profissional também fazer terapia. É comum nos deixarmos de lado para cuidar do outro, mas sem **nosso** suporte emocional é pouco provável que consigamos fazer um bom trabalho.*

Um ninho vazio

"Não faz nem 1 mês e todos esperam que eu esteja bem."

"Só porque foram poucas semanas de gestação, acham que devo pensar em engravidar novamente."

"Meu marido não toca no assunto."

"Agora vejo grávidas e bebês o tempo todo."

"Meu médico disse que era só um embrião e que não preciso ficar tão triste."

"Disseram-me que foi melhor assim. Que eu não sei o que é ter uma criança doente em casa."

"Como sou homem, tenho de estar forte para dar suporte a ela."

Eu poderia citar 100 frases, mas quero deixar uma mensagem aos pais e às mães que perderam seus filhos, não importa a idade:

NÃO É NATURAL PERDER UM FILHO!

Somos preparados para nascer, crescer, reproduzir e morrer. Assim aprendemos! Você que perdeu um filho — seja com 4 ou 20 semanas, 1 dia de vida, 3 anos, 8... 12... 20... 40...

EU SINTO MUITO!

Não posso imaginar sua dor e sua saudade! Não posso. Que você chore sempre que sentir vontade. Que fique horas olhando para uma foto. Que escreva um diário, uma música. Não se obrigue a ser forte! Não há como não se desestruturar diante dessa "desestruturação" da natureza! Não devia ser assim, não é mesmo?

Mas não esqueça de se olhar no espelho. Não deixe de cuidar de você. Valide suas vontades, seus sonhos. Os filhos transformam a vida dos pais e dão uma sacudida independentemente do tempo que permanecem "fisicamente" entre nós. Aí se dá o delicado e lindo propósito de se tornar pai e mãe: na transformação para se tornar um ser humano melhor.

Pegue sua dor e transforme... por VOCÊ... em amor.

Todos os dias atendo em meu consultório mães e pais enlutados, e é incrível como todos crescem e se transformam a partir de suas perdas. Cada um, em seu devido tempo, vai escolhendo viver e validando melhor essa dádiva divina, dia após dia.

"Ele não vai conhecer o pai"

O silêncio era desconcertante.
A fotógrafa era íntima, percebi.
Aquela mulher, parindo entre lágrimas,
Só me olhava, com um olhar que me doía.
Não disse nada,
Nada.
Nossos olhos não se desgrudaram,
E eu fiz um cafuné em seus cabelos o tempo todo.
Foi tudo que consegui.

"Meu marido morreu quando eu estava grávida de 3 meses."

Estremeci.
Um chorinho cortou o silêncio:

"E ele veio a cara do pai!", ela disse.

Choramos. Todos.
Foi inevitável.

Nem sempre as palavras serão o melhor recurso. Ao contrário, o silêncio, muitas vezes, é bem-vindo e útil. Ali, na intimidade que se estabeleceu lentamente, ela se entregou.

Era um parto que fundia amor e dor.

Nascer, renascer...

Um bebê que chega.
Uma menina, filha, nascendo MÃE,
Um menino, filho, nascendo PAI.

São tantas exigências sobre o casal que recebe o filho e pouco cuidado
*   com sua fragilidade.*
Há dor.
Nascer dói.
Há tanto mistério envolvendo os nascimentos e tudo emerge, ali, naquele
*   tempo precioso, enquanto atravessam a ponte que separa o antes e o depois*
*   do encontro com o filho.*

Ah, existem tantas histórias e marcas sendo levadas juntas para o "lado de lá"!
*   Experiências e registros que não podemos escolher, senão (re)nascer com elas.*
*   E quanto a isso, pouco sabemos. Pouco se fala. Pouco se prepara...*

Ao nascer, mãe, há também lutos.
Ao nascer, pai, muito se enterra.

Hoje eu vi um nascimento silencioso.
Há tanta história por trás de cada nascer.
Há tantos lutos, dores, vazios...

Dói! Nascer dói!

E já nascemos uma vez.
Já tivemos o nosso começo de vida. Nossos pais já estiveram aí, parindo-se...
*   E como deve ter sido difícil para eles também... Sempre é...*
Cuidemos do começo da vida,
Das mulheres,
Dos homens
E dos bebês que nascem.

Quando um bebê não é "perfeito"

Depois do resultado positivo, a alegria. O início de um sonho, pensando no nome, no tema do quartinho, nas madrugadas em claro, nos dentinhos, nos primeiros passinhos, mas aí, de repente, um terremoto invade suas casas, seus planos, seus sonhos: um diagnóstico. Naquele ultrassom rotineiro, notícias ruins:

"Seu bebê tem uma síndrome incompatível com a vida."

"Seu bebê não vai resistir até o final da gestação."

"Não compre nada, você não levará seu bebê para casa."

"Não se apegue."

São muitas as mulheres que têm seu sonho atropelado e muitas vezes recebem a "permissão" para interromper a gravidez, mas não o fazem. Vivem seu sonho às avessas, em uma luta intensa entre amar e não criar vínculo com o filho. Afinal, não terão longos anos pela frente. Há sempre uma esperança. Muitas vezes uma pequena porcentagem de sobrevida.

Mas não estaríamos todos nós vivendo um grande sonho que a qualquer momento pode se transformar em dor? Sim, estamos. O que temos em mãos é o *agora*. Tudo em nós é finito: a saúde, a vida, o poder abraçar, beijar, "sentir mexer". Tudo isso pode acabar a qualquer momento.

E, então, se escolhemos não "interromper" uma relação, seja ela qual for – uma amizade, um namoro, um casamento, um amor, a maternidade – que a gente dê o melhor de si. Por nós! Pela alegria e paz de fazer valer a pena!

Vocês, mães que estão com seus bebês malformados em seus ventres, que têm seus bebês com alguma síndrome rara e que estão vivendo a tormenta do "não posso me apegar para não sofrer", abracem sua decisão de seguir em frente, de aceitar o tempo de Deus, de "pagar para ver". Vivam intensamente sua gestação. Falem com seus bebês, chorem. Contem para eles como tudo está às avessas e como vocês gostariam que fosse tudo diferente. Mas vivam! Entreguem-se a esse amor, porque amor de mãe não tem motivo. Amor de mãe não exige *nada*. E é esse amor que motivou você a suportar gerar para se despedir em seguida.

Das coragens desse mundo, a meu ver, essa é a maior!

Cuidem-se! Dividam sua dor. Permitam que o carinho venha.

Quando chegar o momento da despedida, de fato, olhem para seus bebês. Você já vêm se preparando para essa despedida há algum tempo.

Um bebê que sempre foi anjo

Ele sempre foi anjo!
Os pais souberam no começo da gestação: trissomia do 13. Incompatível com a vida.
Eles poderiam ter interrompido a gravidez ali, a lei permite. Mas optaram por
  deixar que a vida fosse dada ao pequenino enquanto fosse possível...

Deus dá a vida!
Deus tira a vida!

Nasceu... e fortemente, como em toda a gestação, o bebê anjo lutou, lutou por
  horas... um chorinho miudinho, como uma musiquinha ... uma despedida...
  quase que em compassos perfeitos, ele dava uma gemidinha... e quando o
  intervalo era maior, meu coração doía. Pensava: agora ele vai embora! ...
Mas o bebê anjo viveu por horas.

Suportou firme...

Foi generoso, permitindo que seus pais pudessem tê-lo no colo por um tempo
  marcante, inesquecível.

Choro, toque, cheiro, choro... choro... choro...

Bênçãos dos pais para o pequeno!

E, na madrugada, o bebê anjo bateu suas asinhas de volta ao Céu.

Como aprendi com essa família, com essa mãe! Quantas escolhas difíceis fizeram ao longo dos 9 meses!

Meu coração esteve conectado ao dessa mãe desde o dia em que nos cruzamos em um aeroporto, no banheiro, e ela me abordou: "Você é a Karla? Não acredito que a encontrei aqui... Quero fazer terapia com você. Meu bebê tem malformação. Preciso de ajuda."

Eu ajudei... fiz o que pude. Foi para mim um grande aprendizado acompanhar essa família durante a gestação. Sua história, eu acredito, vai ajudar tantas e tantas outras mamães que também estão passando por isso! Nunca é só para a gente. Nunca!

Braços vazios, sim, e o coração cheio de amor

Estou indo embora
Com os meus braços tão vazios
Olho em volta e tudo está sem cor
Não há rosa ou azul

As canções de ninar que eu escolhi
Para acalmar você
E fazê-lo dormir
Cada nota agora dói
Seu chorinho eu nem ouvi...

Os braços vão vazios, sim
O coração tão cheio está
O amor não vai morrer em mim
Esse sonho só vai demorar
Um pouco mais... a se realizar
Um dia, eu sei,
Que vou lhe encontrar

Homem não chora

"Homem não chora"
Mas devia.
Devia ser respeitada sua dor
E não exigirem dele que cuide,
Que segure as pontas,
Que desmonte o quartinho,
Que não chore na frente dela...

E sua dor fica sufocada,
Destruindo todos os sonhos,
Todos os planos,
Em um silêncio agressor, doído.

Chora, pai!
Chora porque lhe ensinaram que homem não chora,
Mas ninguém o preparou para esse baque.
Não há como se preparar.

Você não tem que seguir em frente como se não fosse tão importante quanto...
Segura na mão de sua parceira e chora junto... o sonho era de ambos.
E entre seus deveres e direitos,
Reserve a si também o direito de sentir!

Difícil amar de novo...

Ah, como é difícil
Escolher o nome,
O tema do quartinho,
A saída da maternidade.
Ah, como é difícil
Falar com você na barriga,
Cantar, imaginar você aqui.
É difícil. É doloroso.
E se você, como seu irmão, não vier?
E se eu não lhe trouxer em meus braços para dormir no seu bercinho,
Para receber tudo que preparei para você?
É muito difícil.
Tento não me envolver muito, para não sofrer tudo de novo.

"Mamãe, papai...
Para mim também é difícil, sabiam? É difícil vir depois que vocês perderam
o(a) maninho(a). Eu sabia que não seria fácil e que talvez por muito
tempo vocês não conseguiriam se vincular a mim. Teriam medo de falar
comigo, de me amar... Eu sabia!
Mesmo assim, eu aceitei o convite do Papai do Céu para essa missão
de trazer sorrisos para vocês. Essa missão de fazer vocês acreditarem
novamente na felicidade. Sei que PARA SEMPRE faltará um pedacinho.
Para sempre terão saudade e tudo irá lembrar o que não viveram com
seu(sua) outro(a) filho(a).
Mas peço, mamãe e papai, que se deem uma nova chance. Peço que
vivam o que temos de concreto hoje: vocês e eu. Também mereço amor,
carinho, musiquinhas... Nós merecemos ser felizes juntos. E seremos!
Acalmem seus corações....
Em breve estaremos juntinhos. Acreditem!"

Sobre humanizar o humano

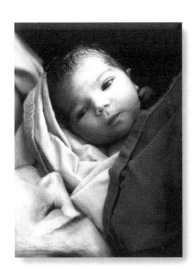

Humanizar: atribuir caráter humano, tornar-se benéfico, fazer com que seja tolerável, benévolo, ameno. Ao ler isso, parece-lhe que essas características se restringem a um parto normal? Ou será que as "pobres mulheres que não são tão boas por terem seus filhos através da cesárea" não merecem viver seu parto, usufruindo dessa humanização? Reflitam! Nem toda mulher vai parir de forma natural. Nem toda mulher pode ou mesmo deseja viver a experiência do trabalho de parto e trazer seu filho ao mundo pela via vaginal. E precisamos falar sobre isso, pois milhares de mulheres e homens são atingidos e influenciados, sem a oportunidade de se preparar física, mental, social e espiritualmente para viver seu parto. Apenas tomam como verdade o que lhes é imposto pelos grandes veículos de comunicação.

Humanização do parto é regra, é respeito, é o mínimo que os profissionais devem fazer, independentemente da via de nascimento. Humanizar é se colocar inteiramente disponível para a família que está se formando ali, diante de nossos olhos, e temos uma participação importantíssima no começo da vida desse ser humano.

A pressão sobre a mulher, especialmente no que se refere ao parto normal, é tamanha que, ao se decidir pela cesárea, é como se um sonho tivesse acabado. É como se perdesse o brilho dos olhos, e não tem de ser assim. Muitas vezes, foram horas e horas vivendo esse parto, essa entrega. Não só para a mãe e o pai, mas para a equipe que acompanhou a família o tempo todo, acolher a cesárea, quando necessária, e entender que para cada mulher e cada bebê há um parto adequado faz toda a diferença para que esse bebê tenha um começo de vida cheio de respeito, amor e paz.

É claro que há profissionais que não estão nem um pouco interessados em amor, compromisso ou respeito. É claro que para muitos deles um bebê é apenas mais um número. Mas existem, sim, muitos outros que amam e vivem sua profissão com *humanidade*, inteireza e entrega.

É preciso propagar que toda mulher deve ter um parto adequado, possível, que em nada vai ajudar se basear em outras histórias, porque cada mulher é única com suas histórias, seus gatilhos emocionais, suas experiências. Tudo é subjetivo, e é necessário olhar para cada aspecto que envolve o nascimento.

O que toda mulher deve saber é que o clima que vai envolver a chegada do bebê deve ser regido por ela, independentemente da via de parto. Quando o casal sabe de seus direitos e a mulher tem consciência de seu corpo e reconhece suas emoções, eles se entregam para viver essa experiência tão misteriosa que é o parir. Ninguém pode desumanizar. Ninguém no mundo pode tirar dela o poder de trazer seu filho ao mundo à sua maneira. Sua humana maneira. Não há como humanizar só um tipo de parto, e frequentemente é observada a desumanização em ambas as vias: normal e cesárea.

As mulheres devem se encarar no espelho e perceber como têm se visto. Como têm se respeitado e exigido respeito. Se elas estiverem em paz com suas escolhas, ninguém poderá tirar sua paz ao trazer um filho ao mundo como ele merece.

Ser mãe é uma escolha

A maternidade sempre foi vista como algo natural e inerente à mulher. Houve um tempo em que as mulheres só eram consideradas úteis à sociedade quando se tornavam mães. Ai daquela que não conseguisse engravidar ou ousasse dizer que não queria ser mãe.

No entanto, nunca na história a mulher esteve tão à vontade (mesmo que ainda com tanta luta) para escolher, para definir quando e se a maternidade estará incluída em seus projetos.

A liberdade de ir e vir a qualquer momento, viajar, dormir, cuidar do corpo, usar seu dinheiro como quiser, trabalhar com o que deseja e por tantas horas. Tudo isso pesa do outro lado da balança. E deve pesar mesmo! As mulheres devem refletir sobre seu desejo de serem mães e se preparar emocionalmente.

Não há problema em admitir que os filhos cansam, que dão trabalho. Que muitas vezes queremos estar com a casa em silêncio, que não desejamos sair da cama, que queremos trabalhar mais e alcançar outros objetivos também. A saúde está nisso: em ser humana. Somos amostra de humanidade! Se não somos verdadeiros com os nossos filhos, para que tê-los? O mundo é real. É duro. Não se resume ao que queremos fazer. Ao contrário: se saímos para trabalhar e voltamos felizes e realizadas, nossos filhos saberão que somos felizes e teremos bons momentos com eles.

Carta aos papais grávidos

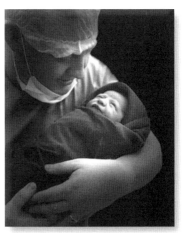

Ei, papai,
Eu sei que você está a mil,
Pensando em como pagar tudo,
Pensando nos dias que irá sacrificar no trabalho.

Eu sei que você está preocupado com a mamãe,
E comigo...

Eu sei!

Você diz pra todo mundo que está tranquilo, que está "de boa"... Mas nós dois sabemos o quanto você está cheio de ansiedade, angústia, preocupação e muita, muita vontade de me ver logo!

Ah, papai! Eu também quero muito lhe ver. Ouvir mais de perto esse vozeirão que falou tanto comigo... Eu quero muito estar logo nos seus braços fortes e ver você se derreter feito um picolé de uva... Chorando, emocionado, ao me conhecer!

Eu sei!

Mas, papai, as pessoas às vezes se esquecem de tudo isso. Pensam que você é só o "acompanhante". Vou chegar chorando bem forte pra todo mundo entender que você é o meu papai! O meu herói! O meu amigo que esteve cuidando de mim e da mamãe durante 9 meses, sofrendo calado quando via a mamãe chorando e não podia fazer nada. Nervoso, quieto, quando a mamãe queria comprar mil coisas e você só pensava: é minha filha, nosso sonho, preciso dar conta de pagar!

As pessoas não entendem que a gente se ama e vai aprender a se amar cada vez mais. Não entendem que se ali, no momento em que eu nascer, você e eu também pudermos ficar juntos, nosso vínculo vai ser mais forte e tudo será mais fácil.

Elas não entendem. Poucas entendem. É nossa família! Mas se você, papai, souber de tudo isso... Ah, não vai ter para ninguém! Seremos uma dupla cheinha de amor, do começo ao fim da vida! Eu o amo e em breve a gente vai se encontrar! Não se esqueça de ser, no dia do meu nascimento, nada mais, nada menos, que MEU PAPAI!

Carta às mães

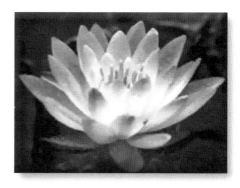

Vejo o tempo todo (é claro que também faço parte desse time) as mamães achando que não estão fazendo o suficiente, que estão errando, que não estão educando da melhor maneira. Mães que sofrem por causa da via de parto, da descida do leite, da birra, do xixi na cama, por subir no sofá, pelos gritos... Sofrem tanto e por quase tudo.

Sabemos que hoje é mais difícil educar por haver "receitas" demais espalhadas pelas redes sociais e pelas conversas de roda. Que o "ser mãe" de cada uma se fundiu ao "ser mãe" de tantas outras. E inevitavelmente ficamos mais perdidas, com inseguranças e cobranças além da conta. Mas, além das cobranças e dos julgamentos, o convite é para que cada uma das mamães que lerem este livro seja mais gentil consigo. Olhe para sua história com mais amor e respeito. Veja o quanto tem feito, do quanto tem abdicado, o quanto tem se esforçado. Ser mãe é uma tarefa muito difícil. Talvez a mais difícil de todas. E é ambivalente, o que torna tudo ainda mais complexo.

A gente caminha sobre uma linha tênue entre "entrega" e "liberdade" o tempo todo. Então, calma aí! Veja tudo que você tem feito. Sim, sempre teremos o que melhorar, o que corrigir. Mas acredito que na maior parte do tempo temos sido boas mães. Minimamente boas, com foco na perfeição, mesmo sabendo que não há a menor possibilidade de chegarmos "lá". Até porque a minha perfeição não é a mesma que a sua e, assim, a gente segue se perdoando e tentando ser melhor.

Escolhi a flor de lótus para ilustrar este texto porque ela representa bem a maternidade. Venerada em muitos lugares, como na Índia, na China, no Japão e no Egito, durante muito tempo, simbolizou a criação, a fertilidade e, sobretudo, a pureza. Isso porque essa bela flor emerge de águas sujas, turvas e estagnadas. Além disso, representa a beleza e o distanciamento, pois cresce sem se poluir nas águas que a envolvem (a raiz está na lama, o caule na água e a flor ao sol). Na crença hindu, simboliza a beleza interior: "viver no mundo, sem se ligar àquilo que o rodeia". No Egito, essa flor simboliza a origem da manifestação, ou seja, o nascimento e o renascimento.

Enquanto você não vem

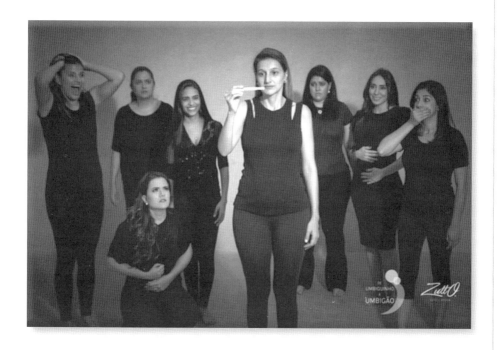

Vários foram os testes,
Todos negativos.
Alguns até deram positivos, mas
   logo em seguida...
...
Ainda não era você!

Enquanto você não vem,
Finjo estar tudo bem.
Vejo grávidas e crianças em todo
   lugar...
E as pessoas perguntam o tempo todo:
   quando você terá filhos?

Enquanto você não vem, eu tento.
Transas com horário marcado,
Simpatias,
Orações,
A lua... Tento tudo.
Muitas vezes, tento mais:
Remédios, aplicações, tratamentos.
Tudo isso...
Enquanto você não vem.

Me diz... quanto tempo você demora?

O que falta para que aconteça?
Sinto que estou fazendo algo errado,
Pagando,
Não merecendo.
Sinto tudo

Tudo isso...
Enquanto você não vem.

Não sou única. Somos tantas!
Todas a esperar... esperar para
   esperar, gestar, viver!
Não é fácil!
Eu quero pela outra.
Mas quero ainda mais por mim,
   confesso!
Qual é a lógica?
Existe uma?
Por que você ainda não veio?

Essa noite eu tenho um pedido:
Fale aí com Deus!
Sussurra para ele que você é meu,
Que quer vir para mim.
Venha!
Quero merecê-lo. Tê-lo. Pari-lo.

Agora eu termino essa prece,
Chorando.
À sua espera.
Me ajude a não perder a
   esperança.
E cuide de mim aí de cima,
Um dia cuidarei de você.
Não hoje.
Por hoje... você ainda não veio.

Sonhei com você

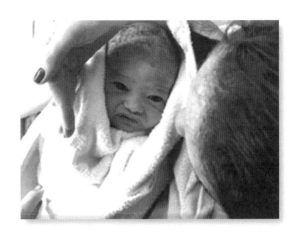

*Eu sonhei com você
Assim, em meus braços
Sentir seu cheirinho
Tocar seu rostinho
Eu sonhei.*

*Mas nem em sonho
Eu poderia imaginar o barulho
 das ondas...
Nem em sonho eu poderia imaginar o
 quanto nosso barquinho balançaria
Ao navegarmos por esse mar
Tão lindo
De ondas tão altas
E, às vezes, tão calmas.*

*Eu sonhei com você.
E ter você assim, tão real,
É assustador
É incrível,
É devastador,
É único.*

*Seu peso em meus braços agora
Faz meus dias mais leves.
O coração transformado
Uma mistura inquestionável e
 ambivalente...
Uma mistura entre sonho e
 realidade
Uma mistura entre amor e dor,
Saber e aprender.*

*Uma mistura entre soltar para
 o mundo
E, ao mesmo tempo, não querer
 acordar do sonho.
E poder segurar nos braços para
 sempre...
Ou pelo menos, meu filho,
 sempre que você precisar.*

Relatos de mães acompanhadas por mim em seus partos

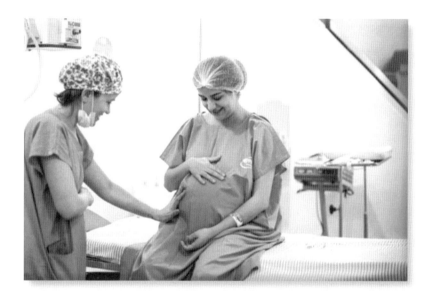

◉ JOICE

Eu não sabia que existia o psicólogo perinatal. O que eu sabia era que precisava de ajuda urgente, que eu já havia buscado em outras fontes, porém sem sucesso.

Estava tudo fervilhando dentro de mim. Estava grávida de 7 meses de um menino que até aquele momento não conseguia aceitar.

A gestação estava bastante tumultuada, e até aquele momento eu não havia encarado a realidade. Havia ligado o automático e estava seguindo como era comum durante minha vida inteira.

Tinha medo de rejeitá-lo ao nascer. Tinha medo do parto. Tinha medo de me tornar mãe. Tinha medo de aceitar minha história. Tinha medo de enfrentar meus fantasmas, que estavam me assombrando mais do que nunca.

Com isso, e um pouco mais, fui ao encontro da Karla. E o acompanhamento foi de suma importância desde o primeiro dia em que entrei no consultório. A cada sessão, trabalhávamos meu coração para receber meu pequeno. Como foi difícil em tão pouco tempo colocar tanta coisa bagunçada em seu devido lugar.

Enfim, chegou o grande dia do encontro (como ela sempre se referia à chegada de nosso filho). Eu estava me sentindo preparada, apesar de todo o medo e ansiedade que compõem esse cenário. Sempre tive medo da anestesia. Medo de entrar na sala de cirurgia, de ficar sozinha.

Quando cheguei ao hospital, meu coração acelerou. Tentei manter o sorriso, esconder o sentimento, ligando o automático e seguindo como se nada estivesse acontecendo. Contratamos uma fotógrafa, e estávamos tirando fotos quando Karla chegou, desempenhando muito bem seu papel de colocar cada coisa em seu lugar.

Ela entrou no quarto, colocou todo mundo para fora, me deitou na cama e falou: "Ei, seu filho vai nascer daqui a 30 minutos. Então se aquiete, respire, pense nesse momento e se conecte."

Logo eu, que não me permitia sentir. Logo eu, que a vida inteira aprendera a não me permitir ser feliz. Que havia passado a vida toda sem me permitir vivenciar boas emoções. Deitei-me na cama, segurei sua mão, e ela me pediu para lembrar de todo o processo que vivemos nos últimos 2 meses e meio. Respirei fundo. Ela chamou meu esposo. Passamos um tempo juntos. Ela segurou nossas mãos e não disse muitas coisas. Seu olhar dizia: "Vai dar tudo certo!"

Quando adentramos o centro cirúrgico e eu a vi ali comigo, me tranquilizei. Ela segurava minha mão e acariciava meu bebê, que estava superagitado. Eu tentava esconder meu medo, minha insegurança. Todos ali eram estranhos, e isso me causava ansiedade. Em minha concepção, diante de todos eu era apenas mais uma paciente. Contudo, enquanto Karla segurava minhas mãos, eu sentia de verdade que ela estava ali comigo e por mim, e essa familiaridade me trazia de volta para viver aquele momento.

Quando a cirurgia começou, eu senti a obstetra iniciando o corte da cesárea e me desesperei. O coração acelerou. Comecei a tremer. A médica perguntou se estava tudo bem. Eu disse que estava sentindo o procedimento. Ela disse que era normal, mas aquilo me angustiou. Minha respiração ficou pesada, veio o medo. A médica disse: "Está quase chegando", e eu fiquei atordoada, respiração ofegante, o corpo tremendo, uma vontade enorme de chorar, e medo.

Nesse momento, Karla segurou minha cabeça com suas mãos e conversou comigo, falando bem pertinho do ouvido. Foi falando com a voz suave, me trazendo de volta para viver aquele momento, me ajudando a ficar ali, me auxiliando a superar os medos.

Ela dizia: "Seu filho está chegando, ele escolheu você, e você vai amá-lo." Colocou a música que eu havia escolhido anteriormente e continuava dizendo: "Respira fundo, vai dar tudo certo. Seu filho está chegando!" Em poucos minutos me acalmei e consegui me conectar. Eu não chorei.

Quando a médica levantou o bebê para que eu pudesse vê-lo, eu não senti nada. Enquanto eles me rodeavam para colocar o bebê colado ao meu rosto, respirei fundo. Lembrei de Karla dizendo: "Encare seu filho quantas vezes forem necessárias."

Ele estava chorando. Eu disse: "Mamãe está aqui." E, para minha surpresa, ele cessou o choro. Ele reconheceu minha voz. Era amor aquilo que senti, quando seu choro parou ao ouvir minha voz, e eu estava ali para perceber isso graças a ela, que não deixou meus pensamentos divagarem. Graças às inúmeras vezes em que trabalhamos o medo, graças a nossos momentos ressignificando, reelaborando minha história, graças a esse trabalho tão maravilhoso, de cuidado, de respeito e humanização, da mãe, do filho e da nova família que nasce.

◉ NEILA

Foram 38 semanas de muita ansiedade e medo, mas, como sempre, de um amor imensurável que tomava conta do meu ser. Lembro como se fosse ontem do meu positivo e mais uma vez minha vida mudou completamente. Quando somos mães, ficamos mais próximas do Criador, pois Ele nos prepara de todas as formas para a chegada desse serzinho tão maravilhoso e inofensivo que toma conta de toda a nossa vida.

Desde a partida do Gabriel, um medo constante tomou conta da minha vida e, quando fiquei sabendo da minha gravidez, fiquei ainda mais aterrorizada com a possibilidade de novamente parir e não ser mãe ou perder a minha vida, já que na gravidez passada havia descoberto a trombofilia e tido prolapso de cordão, deslocamento de placenta, placenta acreta, e quase perdi meu útero.

O medo era meu aliado constante a cada ultrassom. A cada pequeno detalhe eu sentia um pavor muito grande, mas a médica que eu havia escolhido era especializada em riscos e dessa vez não iríamos mais arriscar: ficamos com os melhores profissionais acompanhando toda a gestação.

Com o passar do tempo eu sentia mais confiança em tudo, pois os médicos me acompanhavam quase semanalmente, e foi assim que soube do trabalho maravilhoso e humano da Karla, que acompanhava as mulheres em todos os momentos antes do encontro que marcaria nossas vidas para sempre.

Não tive a oportunidade de fazer o acompanhamento antes, mas combinamos que no dia do parto ela estaria ao meu lado, o que me deixou bastante tranquila para viver os últimos dias da gravidez.

Até que um dia, em um ultrassom, o doutor ficou preocupado, pois Rafael não ganhou mais peso e a minha placenta começou a calcificar... Um perigo para mim, que tive um parto rápido e dilatei 10cm em 10 minutos, e não poderia dar tempo para que fossem tomadas todas as medidas corretas, já que o parto normal dessa vez estava totalmente excluído.

Ela me ligou às 7 horas da manhã de uma terça-feira e avisou que o parto seria à noite. Eu entrei em pânico! Não conseguia falar, nem ao menos verbalizar com alguém. Apenas meu marido me abraçava e dizia que iria dar tudo certo, ouvindo meu choro sofrido ao relembrar o que havia acontecido em meu parto anterior.

Devido a todas essas circunstâncias traumatizantes do último parto, decidi que minha amiga psicóloga iria entrar comigo, juntamente com a obstetra, a ginecologista que me acompanha desde os 12 anos e minha amada amiga Karla.

Minhas amigas vieram ficar comigo em casa, mas meu coração estava apertado, e a cada minuto que se passava eu me sentia perdida dentro de mim mesma. Sim, era uma repetição de tudo que eu havia vivido anteriormente, e as pessoas rezavam e tentavam me tranquilizar, mas só eu e Deus sabíamos o quanto esse momento era difícil.

Arrumei as coisas da maternidade e novamente lembrei que da última vez voltei para casa com os braços vazios e com o coração despedaçado. Aos prantos, fui para o hospital, onde estavam minhas amigas, mãe, marido e Karla. Ela me acolheu tão carinhosamente e me abraçou. Isso fez toda a diferença naquele momento em que eu estava rodeada de pessoas, mas me encontrava perdida na dor das minhas lembranças. Não queria que tirassem meu filho de mim, pois da última vez eu não tive a oportunidade de ser mãe. Eu tinha que aceitar que esse momento chegara, mas tinha medo e estava apavorada.

A médica demorou algum tempo para chegar, e nesse momento Karla foi tentar ver como estava o andamento do parto e me passou todas as informações. Chamou-me em um canto, conversou comigo, e eu resumi tudo o que estava acontecendo.

Quando o apartamento ficou pronto e eu tinha de entrar e trocar de roupa, vivi novamente meu luto. Preparei-me para ir para a sala, mas eu não estava preparada emocionalmente. Não queria perder mais um filho, queria que ele ficasse junto de mim para sempre, sem nenhum problema ou intercorrência que atrapalhasse o que eu havia planejado.

Eu não conseguia pensar que tudo sairia bem e que eu encontraria o amor da minha vida. Não, eu não conseguia pensar em nada do futuro, pois da última vez eu havia planejado e tudo havia saído errado, e eu tinha medo, apenas medo. Ao vestir a roupa para ir para o centro cirúrgico, eu via aquele corredor frio e gelado, e a enfermeira disse apenas que eu já deveria ir. Eu estava indo e não conseguia nem mesmo olhar para trás e me despedir de minha mãe, das amigas e do marido.

Karla, com uma sensibilidade ímpar, se aproximou e disse que eu poderia voltar e dizer às pessoas que logo estaria de volta com o nosso pequeno. As lágrimas caíam da minha face e eu não conseguia dizer nada. Apenas fui, e lá me senti só. Quando o medo já tomava conta de mim, Karla apareceu e me acolheu nos braços como uma mãe. Explicou-me cada detalhe do que iria acontecer e me manteve calma.

Em determinado momento, me colocaram um aparelho que tinha o mesmo som da UTI e eu entrei em pânico. Pensei naquele momento que poderia morrer, mas tinha a certeza de ter deixado madrinhas, minha mãe e um pai muito amável para tomar conta do meu filho.

Karla me acalmou, e a todo instante olhava nos meus olhos, me tranquilizando, e a todo momento mandava notícias para os que haviam ficado na sala de espera. Ela ficou ao meu lado na hora da anestesia e me acalmou, narrando todos os passos que o médico estava realizando e me deixando mais tranquila. Colocou uma música e foi descrevendo tudo que estava acontecendo, inclusive quando começou a cirurgia, pois um de meus medos era a anestesia não pegar e eu ter outra parada cardiorrespiratória.

O que mais me marcou foi ela ter mandado fotos para todos, dizendo que a cirurgia estava indo bem e que eu também estava, pois esse era o medo de todos que estavam a nossa espera.

Senti pequenos desconfortos, e, quando Rafael estava prestes a nascer, ela me disse que iria levantar um pouco minha cabeça para eu poder vê-lo e aproveitar esse momento tão marcante de nosso encontro. Quando ela disse para eu me preparar, eu não acreditei. Ouvi aquele choro forte e escandaloso e só sabia agradecer a Deus, pois naquele instante meu milagre estava acontecendo e dessa vez não teve o vazio de um nascimento sem choro e médicos correndo para ressuscitar meu último filho.

Gratidão era o único sentimento que tomava conta do meu ser. Depois de fazerem todos os testes, levaram Rafael e perguntei se estava tudo bem, pois da última vez não tive ele nos meus braços novamente. Pedi para minha amiga acompanhar Rafael, enquanto Karla ficava comigo. Ela me tranquilizou, e senti que tudo havia dado certo, mas eu precisava verbalizar todos os sentimentos de medo, apreensão, tristeza e rancor que tomavam conta do meu coração, mesmo depois de ter tido o momento mais maravilhoso da minha vida e de estar feliz.

Abri meu coração, mesmo não podendo falar tanto, e todo o sentimento de raiva e rancor se amenizou ante a grandiosidade do amor que ali eu vivi. Mesmo todo aquele luto que vivia com Deus se amenizou, pois agradeci a Deus por viver a grandiosidade de ser mãe.

Hoje completa 1 ano de nosso encontro, e os sentimentos que tomam conta de meu ser são de muito amor e gratidão a todos que me acolheram naquele momento tão maravilhoso de minha vida e em particular a Karla, que me fez viver e aproveitar a verdadeira maternidade com suas dores, dificuldades e o amor que toma conta de nossa alma.

◉ CLAUDIA

Não esperávamos que aquele seria o dia mais especial de nossas vidas. Após um ultrassom de rotina, a médica radiologista conversou com Dr. João Batista e ele, com toda sua experiência, me avaliou e disse que seria uma cesárea de emergência. Eu e meu esposo, Thiago, perdemos o chão.

Tudo foi muito rápido: nossa ida ao hospital e todo o preparatório. Os batimentos cardíacos de meu bebê, Cristiano, estavam muito lentos e ele já estava em sofrimento. Quando Dra. Karla chegou, eu já estava deitada. Dr. João já havia relatado o que estava acontecendo, e ela acariciou minha barriga e meu filho se mexeu. Perguntei a ela: "Você sentiu?" Sentiu. Aquilo para mim era a certeza de que meu filho estava vivo.

Ela permaneceu ao meu lado todo o tempo. Foi a figura que precisávamos ter ali. Aquela paz, aquele toque, aquele abraço apertado de que meu esposo precisava, e até mesmo todos os registros que ela conseguiu fazer por nós.

Ela foi a estrutura da minha família também. Levou notícias de forma segura e cheia de carinho. Para mim, eles são exemplos de profissionais que amam o que fazem, e cada parto tem sua especificidade, afinal cada mãe é única.

Minha eterna gratidão!

CAMILA

Sabe aquele momento em que você entra em uma sala pequena e fria, sozinha, com o coração apertado, seu médico avisa que seu bebê quer nascer, mas que ainda não seria uma data boa, mas não há opção, e inclusive reservou a UTI neonatal para qualquer imprevisto? Pois bem, nesse momento entrou em minha sala uma pessoa calma, com um sorriso largo e me disse: "Olá, não tenha medo, estou aqui para te trazer um afeto e dizer que ficarei com você durante seu parto. Tudo vai dar certo."

Assim foi o parto do meu segundo filho: meu marido de um lado (apreensivo, pois se tratava de um parto de risco, porque tive diabetes gestacional) e Karla do outro, passando paz e tranquilidade.

Obrigada, Karla! Naquele momento senti como se Deus me mandasse um anjo para me acalmar e me passar segurança.

Deus a abençoe!

VICKY

Eu não consigo falar sobre o meu parto sem antes dizer como foi minha preparação para ele. Comecei a fazer o pré-natal psicológico com 10 semanas de gestação. Cheguei com as cartas na mesa: um forte *baby blues* do filho anterior e um luto engasgado da primeira filha. Já nas primeiras sessões pude entender o propósito de outro menino. Simples. Uma menina não me levaria até ali. Em meio a laços e vestidos, eu só jogaria minhas dores para debaixo do tapete. Mas os filhos nos exigem *mais*. E Deus, como bom pai, me deu não o que eu queria, mas exatamente o que eu precisava.

E então, meu segundo menino me obrigou a ir além. Muito além de um enxoval e papéis de parede. Para dentro de mim, para me libertar e me conhecer, para me aceitar e me superar. Para ressignificar. Para soltar um choro que eu sufoquei por medo de sentir tanta dor e não suportar.

Meu filho fez eu me encarar, e Karla me ensinou a me perdoar. A me amar em minhas fraquezas e a "des-culpar" as minhas culpas. Mês após mês, consegui me curar e comecei a me preparar para receber meu terceiro filho, para lidar com o segundo e para parar de tentar controlar tudo.

Depois de tanto "trabalho", do plano de parto e de um exercício lindo, que me marcou muito, eu estava pronta. Era chegada a hora. Com 39 semanas e 4 dias, eu entrei em trabalho de parto. As contrações começaram por volta das 8 da manhã. Logo pegaram um ritmo forte e por volta das 10h30

Karla chegou. Fiquei 12 horas em trabalho de parto do meu segundo filho, e nem passei perto da tal partolândia.

Dessa vez foi diferente. Muito mais intenso. Muito mais entrega. E aí sim, fui e voltei à partolândia à medida que meu controle e minha entrega lutavam. Tenho *flashes* de memória de quando Karla sugeriu trocarmos a música e começou a tocar *Linger*. O clima mudou tanto que por alguns minutos eu consegui esquecer a dor enquanto curtíamos a música. Lembro de quando meu marido chegou e eu comecei a vomitar de dor, de quando falei que não dava mais para ficar em casa, mas custei a conseguir sair do elevador e do *hall* do prédio por causa das contrações. Lembro da primeira contração no carro, tão suave que eu disse: "Achei meu lugar! Vou ficar aqui, nessa posição, até a hora de dar à luz." Logo depois veio a próxima contração, que me fez esmurrar o vidro do carro e quase sair do corpo. Lembro de Karla me emprestando a echarpe para eu não vomitar no carro novo na contração seguinte.

Essa é a teia psicológica do trabalho de parto. O não saber. Não adianta tentar se acostumar, tentar antever, porque cada contração vem numa intensidade diferente. Esse, para mim, foi o ponto-chave do parto normal. Entregar-me a um ciclo totalmente desconhecido que ora me fazia vomitar, ora me fazia agradecer.

Lembro das contrações na recepção da maternidade, agachada, chorando (daí para a frente já havia perdido toda a dignidade), rangendo os dentes, abraçada à Karla, enfiando as unhas nas costas dela, coitada.

Lembro do cheiro do cabelo e do perfume dela enquanto abafava meus urros, do meu marido fazendo as massagens e eu gritando: "mais forteee", e ela fazendo junto. Depois de 6 horas de trabalho de parto, meu médico chegou e deu a notícia: 1cm de dilatação. Pensei comigo: "Não é possível que vai ser assim de novo." Pedi buscopan na veia. Lembro-me da visão superturva, embaçada. Mas as contrações continuavam cada vez mais fortes e menos espaçadas.

A essa altura eu já não conseguia mais me concentrar e controlar a respiração, e com isso a dor ficava ainda maior. Fomos para o chuveiro, e o cabelo escovado, até então preso para não molhar, foi com tudo para debaixo d'água junto com meus urros. Finalmente entendi a expressão "virar bicho". E senti que aquelas dores estavam maiores que eu. Maiores que a minha capacidade de suportar.

Com contrações a cada 1 minuto, 1 minuto e meio, eu já não tinha mais condições de tentar. Karla insistia, sabendo o quanto eu sonhava com aquele parto normal, e meu marido me olhava como quem via um leão na selva. Aquele não foi um parto normal, mas para mim foi igualmente transformador por ter entrado em contato com meu "eu" mais primitivo e despertado uma força, um empoderamento, que eu não conhecia. Aprendi que não é só a dor emocional que transforma. E aprendi que mais importante que a via de parto desejada foi a paz que me invadiu ao perceber que eu realmente tinha chegado ao meu limite. Que eu realmente tinha feito o meu melhor. E que o que importava naquele momento era que eu finalmente ia conhecer o meu filho.

E foi um encontro lindo, com a música que Karla lembrou de colocar, com a mão fria do meu marido segurando a minha sob os olhares emocionados das mulheres que vieram antes de mim: minha irmã, minha mãe e minha avó. Toda a minha força estava ali reunida. Enquanto eu olhava para elas, me lembrava da vivência que fiz com Karla e percebi que, normal ou cesárea, "eu sei parir". Que eu sou "a que sabe".

Gratidão!

Clarissa

Minha bolsa rompeu em um domingo à noite. Fui à maternidade, e meu médico me examinou e me internou. A expectativa era de que as contrações e o trabalho de parto iniciariam durante a noite e que meu filho nasceria logo pela manhã.

Na segunda-feira bem cedinho, meu médico voltou e o trabalho de parto não havia progredido. Eu não sentia dores e não tinha contrações. Então, optamos por induzir o trabalho de parto com remédio. Algumas horas depois meu médico voltou, me examinou, e nada das contrações evoluírem. Ele fez então uma manobra para auxiliar o útero a trabalhar, e foi aí que as contrações começaram, bem lentamente.

Algum tempo depois, a Dra. Karla chegou e se apresentou. Disse-me que estava ali para me ajudar e acompanhar até o momento em que meu bebê nascesse.

Nessa hora, somente minha mãe me acompanhava, pois meu marido havia saído para resolver algumas coisas de trabalho. Minhas contrações ainda eram leves e não tinham ritmo. Eu estava supertranquila, quase não sentia dores, e nem sequer imaginava como tudo aquilo iria evoluir.

Confesso que, quando a Dra. Karla chegou, até pensei que não precisaria de sua ajuda, e disse que ela não precisava ficar. Mas ela, com um jeitinho todo delicado e sábio, me pediu para dar uma olhada em como estava minha evolução.

Não era a primeira vez que eu a via, mas ela ainda não me conhecia. Algumas semanas antes, quando começava a assistir sua palestra num curso para gestantes, descobri que meu filho, que se chamaria Bento, teria o mesmo nome de um dos filhos dela. Exatamente naquele dia, eu acabara de descobrir que meu sogro estava com uma grave doença. Assim que ela iniciou a palestra, começou a contar sobre a dificuldade da gestação e do parto de seu filho Bento, pois ela havia perdido o sogro bem naquela época.

Todas essas coincidências me fizeram cair em prantos e ir embora sem assistir a palestra e sem conhecê-la melhor. Contei pra ela sobre esse dia e, de repente, parecia que eu a conhecia por toda a vida.

Ela passou a acompanhar minhas contrações e a dilatação e a cuidar de todo aquele processo, me orientando nos exercícios de dilatação. Ela conduzia tudo com enormes carinho e cuidado, me passando muita confiança e tranquilidade.

Sob as suas orientações e exercícios, meu trabalho de parto evoluiu até mais rápido do que o esperado. Quando as contrações e as dores aumentaram, quando eu achava que não aguentaria mais aquela dor, ela sempre tinha uma palavra de conforto e incentivo.

Já na sala de parto, mesmo com um marido carinhoso ao meu lado e com uma equipe médica sensacional, a presença carinhosa dela se fez muito especial e me trazia muita segurança. E ela cuidava não só de mim, mas da vovó, que estava ansiosa lá fora, pois de tempos em tempos, pelo celular, mandava notícias de tudo que estava acontecendo na sala de partos para tranquilizá-la.

A Dra. Karla é uma pessoa iluminada e tê-la ao meu lado nesse momento tão importante foi um enorme privilégio que toda gestante merece ter.

◉ Marinna

Uma mulher desencorajada por uma situação anterior e por toda uma sociedade. Diante dela, uma vontade de conseguir o "inalcançável"... Como chegar lá então?

O contato com Karla veio já com 37 semanas de gestação. Tivemos somente três encontros no consultório, o que foi o bastante para que eu pudesse ir ao encontro dos gatilhos que me deixavam confusa e reforçar a força que tinha dentro de mim: memórias, reencontros comigo mesma e ações que puderam me encorajar e, principalmente, me tranquilizar diante do tão sonhado parto normal.

Nunca me senti tão segura de tudo e, principalmente, confiante. No dia do nascimento do Mateus (31 de maio de 2019), havíamos marcado uma cesariana, e Karla estava viajando por causa de um problema familiar. Mesmo assim, eu estava preparada. Não estava frustrada. Aconteceu que nessa tarde eu entrei em trabalho de parto e o cenário mudou.

Karla se esforçou para estar comigo nesse momento, mesmo chegando exausta de uma viagem. Ela não mediu esforços para me apoiar e tranquilizar.

Dei entrada na maternidade às 14h e às 17h ela já estava lá! Ela me colocou para andar, me fez esquecer todos os medos e angústias que eu tinha a respeito daquele momento, e em todas as situações de fraqueza e possível desistência ela me lembrava do real motivo por estarmos ali.

Palavras sábias, momentos de pausa nos exercícios, quando necessários, massagens e muito amor envolvido em tudo isso!

No centro cirúrgico, músicas me empoderavam e me tranquilizavam emocionalmente! Eu dizia NÃO quando a dor apertava, mas ela pedia para eu repetir SIM...

E SIM, Mateus chegou às 20h07 de parto normal! Que emoção! Que alívio por ter dado tudo certo! Que amor, e mais amor!

Com certeza, o aconselhamento perinatal antes do parto e o acompanhamento nesse dia tão cheio de dúvidas e angústias foram fundamentais para que nós (eu e Mateus) conseguíssemos.

Às 20h08 eu já havia esquecido toda a dor!

◉ Cilmária Franco

Eu sempre quis ser mãe, mas sempre tive medo. Fui criada pelos meus pais para ser excelente em todas as áreas, exceto quando se falava em família e maternidade. Isso nunca foi dito, nem sequer mencionado. O tempo passou, me formei e me casei com um homem sensacional, e o desejo de ser mãe ainda permanecia latente, bem escondido no fundo das minhas emoções. Até que um dia, quando tinha 29 anos, fiz um exame de rotina que mostrava atrofia ovariana. Minha capacidade reprodutiva estava severamente ameaçada por uma menopausa precoce.

Naquele momento eu tive que fazer uma escolha. Eu estava bem na minha carreira, era bem casada, e eu deveria escolher entre ser mãe e ser uma mulher poderosa, mas sem filhos. Eu tomei uma das mais difíceis decisões da minha vida: decidi então que eu seria mãe. Mas como eu, uma pessoa que tinha tudo planejado, poderia embarcar na montanha-russa que é a criação de filho? Eu tinha dois medos: medo de não conseguir ser mãe devido à menopausa precoce e medo da própria maternidade, da responsabilidade, do afeto e das renúncias necessárias para chegar a um vínculo saudável entre mãe e filho.

Foi aí que eu descobri o instagram da Karla (@deumbiguinhoaumbigao) e passei a acompanhar as postagens dela sobre a Psicologia Perinatal. Tudo tinha a ver comigo e com a minha ansiedade, e, após 1 ano e meio desde o meu diagnóstico, decidi marcar uma consulta. A terapia me ajudou a encarar minha realidade de frente, de onde vinham as minhas angústias e por que a maternidade me assombrava tanto. Eu que sempre fui destemida, eu que não tinha medo de nada na vida, tinha medo de uma única coisa... De ser mãe.

Interessante nisso tudo também é que, apesar do desejo lá no fundo de ser mãe, eu não me enxergava grávida. Fiz terapia durante 6 meses, até que eu engravidei de minha primeira filha. Foi uma gravidez planejada – ela nasceria em um berço de ouro – mas para mim foi muito difícil. Foram 15 meses de terapia semanal (6 meses antes de engravidar mais os 9 meses de gestação), em algumas semanas mais de uma vez, para reviver toda a minha história e conseguir ressignificar tudo o que eu já havia passado e que viria à tona principalmente no período de resguardo.

Descobri o "Poder do Discurso Materno" e tudo que ecoava dentro da minha cabeça e a psicossomática da gestação com todos os efeitos psicológicos sobre o corpo. E o resultado disso tudo: um pré-natal conturbado, confuso. Eu não tinha certeza de nada. Mudei de obstetra três vezes na gestação, o último com 36 semanas. Até aquele momento, já aos 9 meses de gestação, eu ainda não sabia quem seria meu obstetra, qual seria a maternidade, e não tinha a menor ideia de como seria meu parto.

Iniciei a gestação pensando absolutamente em cesariana e terminei com um parto normal. Meu parto, que nunca fora imaginado até então, foi um parto dos sonhos, de uma maneira tão bonita e especial, e veio para finalizar tudo o que eu construí nesses 15 meses de terapia. Cheguei à maternidade sozinha, escondida do marido e da mãe, com dores leves, 7cm de dilatação, com a calma e a paz de quem foi ao pronto-socorro apenas esclarecer uma dúvida com a médica e tomar um remedinho para dormir melhor à noite. Fui internada e tive um parto normal, com duração de 2 horas, tranquilo, leve, com dor extremamente suportável, sem qualquer indício de sofrimento ou desamparo.

No final, depois de tanta terapia, eu tive o que eu sempre prezei, que é a segurança, o amparo e o não arrependimento por tudo que passei durante a gestação, o parto e o puerpério. Hoje tenho uma filha linda, amorosa, calma, com muito mais qualidades do que eu poderia imaginar que pudessem vir junto com um bebê. Eu encontrei minha felicidade e passei a ver as coisas da forma simples como elas são, e devo tudo isso às constatações que eu fiz na descoberta da Psicologia Perinatal.

⦿ MARCELLA BENJAMIN

Dia 17 de maio de 2017, 38 semanas completas. Mais uma ultra e mais uma consulta. Já estava cansada e ansiosa. Para meu desespero, o líquido estava baixo, no limite mínimo aceitável. Orientações: ir para casa, ficar de repouso, ingerir bastante líquido e voltar na sexta-feira para repetir a ultra. Nesse momento, o médico deixa claro que existe a possibilidade de meu parto acontecer na sexta-feira.

No dia 18, amanheci no consultório da minha psicóloga; chorei, conversamos, estava desesperada, em pânico. Isso mesmo: em pânico! Rezamos e ela, como a pessoa sensata que é, perguntou se eu gostaria de ouvir uma segunda opinião. Eu disse que sim. Ela ligou para o seu médico e eu conversei com ele. Orientação dele: a mesma do meu médico. Se na próxima ultra o líquido estivesse ainda mais baixo, não teria outra saída, só a cesárea mesmo! Chorei, chorei muito. Não me sentia pronta!

O dia não passava. A noite chegou e não dormi nada. Na manhã do dia 19, acordei totalmente sem ânimo, coloquei o primeiro vestido largo que vi e fui para o médico. Durante o exame clínico, fui informada de que eu estava com pouco líquido. Fomos fazer a ultra. Que medo! Era uma mistura de sentimentos que até hoje não sei explicar. Aqueles minutos para mim foram horas. O médico da ultra mediu o líquido 10 vezes – isso mesmo, 10 vezes! Resultado: o líquido estava em 5,6 (muito baixo). A Antonela iria nascer naquele dia!

A essa altura, a secretária do médico já estava na sala. Quando ele me falou que iria fazer meu parto às 13 horas, me lembro de olhar para a secretária e chorar. Não consegui olhar para o meu marido, não aguentaria ver a felicidade em seus olhos, sendo que eu estava desesperada. Ouvi as orientações do meu médico: já passava das 10h30 e eu teria tempo para ir em casa, pegar as coisas e partir para a maternidade.

No caminho, eu só pensava que havia chegado a hora. Avisei a Karla (minha psicóloga) – fazia questão de tê-la ao meu lado. Avisei meus pais. Cheguei em casa e tomei um banho demorado. Conversei com a minha filha; expliquei que havia chegado o momento de nos conhecermos e rezei e pedi para ter uma boa hora. Foi quando comecei a sentir um pouco de tranquilidade e alívio em meu coração! Era como se minha filha estivesse me dizendo que estava pronta para chegar, pedindo para eu me acalmar.

Chegamos na maternidade. Ufa, é agora! Não tem como fugir!

Karla me esperava na recepção e meu médico já havia chegado. Foi o tempo de dar entrada e seguir para o centro cirúrgico. Lembro-me de trocar de roupa em uma salinha dentro do centro cirúrgico, eu e a Karla. Meu esposo foi levar as malas para o quarto e eu só o veria novamente uns 20 minutos mais tarde, depois de ter sido anestesiada.

Naquele momento, eu, que idealizava um trabalho de parto apenas com a presença do meu esposo, senti falta dos meus pais. Como eu queria um beijo deles e como eu desejei ouvir que tudo daria certo. Eles estavam a caminho, mas não pude esperar: os médicos já estavam me aguardando.

A enfermeira veio me chamar. Eu queria que a Karla me acompanhasse, mas ela não permitiu. Disse que ela só entraria após a anestesia. Senti-me insegura e desamparada. Tudo que eu queria e desejava não estava acontecendo, estava indo para a sala de cirurgia sozinha.

Durante a aplicação da anestesia, pedi à enfermeira que pegasse na minha mão, e assim ela fez, mas da forma mais fria possível. Nesse momento, fechei os olhos e imaginei meu esposo ali na minha frente. Senti seu calor e seu carinho.

Fiz meu plano de parto e, de todas as coisas que eu pedi, as únicas realmente atendidas foram: temperatura do ambiente (me lembro bem de olhar para o ar condicionado e ver que ele estava desligado) e a música durante todo o procedimento. De resto, nada mais!

Fui amarrada (que sensação horrível) e me senti impotente: aquele pano na minha frente... Pelo amor de Deus! Eu queria ver a minha filha nascendo. Mas pela primeira vez na minha vida eu fiquei muda, foi como se eu estivesse fora do corpo. Não consegui argumentar, nem mesmo questionar quando as minhas vontades seriam atendidas.

Karla ia narrando todo o procedimento. Alleandro segurava minha mão. Eu chorava... Queria que ela nascesse logo, queria ver seu rostinho! Quando ouvi a Karla dizer "Realmente, seu parto está bem sequinho, quase não tem líquido!", foi como se eu escutasse: "Parabéns, você fez a coisa certa!"

De repente, ouço a Karla dizendo: "Nasceu!", e meu esposo completando: "Ela é cabeludinha!" Logo em seguida ouço o chorinho mais doce e manhoso que já escutei na vida. Minha filha nasceu às 13h36 do dia 19 de maio de 2017, com saúde e perfeita aos olhos do Pai. Naquele momento, tocava a versão especial para o dia das mães da música "Trem Bala"... E ainda hoje choro só de lembrar!

Diferentemente do que eu imaginei, a Antonela não veio para o meu colo. Ela veio para pertinho de mim. Senti seu cheiro, falei que a amo e pedi que Deus a abençoasse... Nesse instante, ela seguiu para o berçário com a enfermeira e o meu esposo.

Fiquei ali, contando os minutos para encontrar com ela novamente. Já estávamos só eu, os dois médicos e a Karla na sala de cirurgia. Logo tudo acabou e eu fiquei em um canto, sozinha, me recuperando da anestesia.

A toda hora eu chamava a enfermeira e dizia que já estava bem, que já poderia ir para o quarto e, de tanto insistir, eu consegui. Subi depois de 30 minutos e encontrei as pessoas que mais amo na vida: meus pais, meu esposo, minha irmã. Até minhas tias, que não são poucas, estavam lá, e a minha ideia de parto intimista havia ido por água abaixo, e o nascimento da minha princesa havia se transformado em uma verdadeira festa.

Quanto amor eu senti naquela hora! Poder ver as pessoas que mais amo foi essencial. Aliás, voltando à presença das minhas tias, foi através dos braços de uma delas que eu recebi a minha filha, que finalmente foi direto para o peito (lugar em que se encontra neste exato momento).

Naquele momento, ficamos eu e meu esposo com a nossa filha, ouvindo a orientação da enfermeira sobre a pega correta e tudo mais. Logo em seguida, conseguimos ficar a sós com o nosso pacotinho de amor.

Foi mágico, foi perfeito. Poder finalmente ter a minha filha em meus braços foi algo que eu jamais imaginei nem nos meus melhores sonhos.

Dali em diante eu só conseguia pensar em uma frase que ouvi 2 dias antes de a Antonela nascer: "Independente da via parto, o importante é que ela venha com saúde, e finalmente você vai poder conhecer o maior amor do mundo!"

E é isso que eu levo para minha vida: por mais que não tenha sido da forma como eu planejei, por mais que esse dia tenha deixado algumas feridas ainda não cicatrizadas, eu percebi e aprendi que Deus usou o nascimento da minha filha para me provar mais uma vez que, embora façamos planos, os que realmente prevalecem e acontecem são os planos Dele.

Hoje termino este relato com lágrimas nos olhos e o coração cheio de alegria e gratidão. Primeiro por ter em meus braços o maior presente que já pude receber e segundo por ter tido o privilégio de receber tanto amor e carinho da minha psicóloga, a pessoa que tanto me ensinou e amparou durante todo esse processo.

Josianny

Durante 9 meses de muita expectativa me preparei para receber minha primeira filha. Almejava um lindo parto normal, mas, infelizmente, tudo ocorreu diferente do planejado. Fui submetida a uma cesárea de urgência e, após 25 horas, recebi a triste notícia do falecimento da minha filha Júlia.

Um imenso sentimento de tristeza, culpa, perda, frustração e medo tomou conta de mim. Foi quando iniciei o acompanhamento psicológico com a profissional Karla Cerávolo para me auxiliar a trabalhar com todos esses sentimentos que me impediam de construir uma nova história. Hoje, vejo que esse acompanhamento foi de fundamental importância e me fez ter entendimento para saber lidar com esses sentimentos e criar coragem para recomeçar. Durante a nova gestação, sempre trabalhamos a ansiedade e as frustrações passadas. Enfim, veio a Nina. Momento único!

Já na sala de parto para recebê-la, ansiedade a mil. Eu, meu companheiro e uma equipe maravilhosa. Ainda pude contar com esse acompanhamento e, acima de tudo, com seu carinho, de mãos dadas, e o choro tão esperado foi escutado.

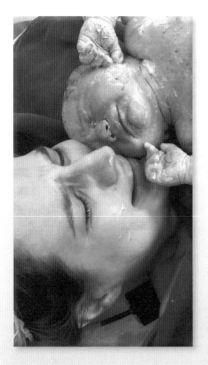

Esse encontro lindo aconteceu depois de uma perda. Sua primeira filha, Julia, faleceu com um dia de vida. Desde esse dia ela fez o acompanhamento psicológico, que foi muito importante para a chegada de sua segunda filha, Nina. Para mim, foi um presente de Deus poder acompanhar essa mãe.

Textos de amor e sobre o amor

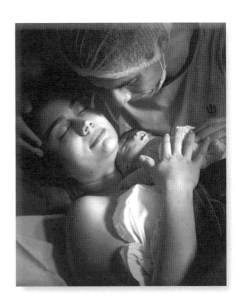

Posso ser um bom pai/mãe se não tive bons pais?

É comum encontrarmos mulheres (e homens) que optam por não ter filhos, e a maioria teve uma maternagem inadequada. Desse modo, o medo de não conseguir ser boa mãe/bom pai e a insegurança em relação à educação dos filhos impedem que eles possam tomar essa decisão.

É importante, em primeiro lugar, que paremos de "culpar" nossos pais pelos erros que cometeram ou que achamos que cometeram. Uma forma muito saudável de praticar o perdão (de verdade) é reconhecer esses erros como *fragilidades humanas*.

O fato é que, quando não conseguimos perdoar, a culpa por não conseguir acaba voltando para nós mesmos, nos fazendo sentir ainda pior.

Os que devemos perdoar são seres humanos como nós (e aqui nem se trata somente dos pais, mas de qualquer pessoa em nossa história), seres humanos que também têm suas feridas e dores, fraquezas e inabilidades (vale lembrar que também tiveram pai e mãe).

Não estou dizendo que nossos pais não tenham errado. Erraram. Mas também acertaram. Assim como nós também erramos e ainda erraremos muito com nossos filhos. E, com dedicação, amor e compromisso, também acertaremos muito.

Mas aqui nossa reflexão deve ser sobre entender que eles erraram sim, mas que o amor que tiveram por nós, sua dedicação e o esforço que fizeram garantiram um lugar cativo em nossos corações.

Temos de cuidar de nossos corações, de nossas feridas, procurar encontrar o caminho para reparar essas contas antigas, de modo que o perdão seja vivido e finalmente possamos encarar nossos filhos nos olhos, despidos da mágoa que carregamos. Nossos pais fizeram o melhor que puderam, assim como nós também estamos fazendo.

Podemos, sim, ser bons pais, e devemos começar sendo *bons filhos*, ensinando aos nossos o valor que têm *pai* e *mãe*.

Uma viagem

Imagine que você foi convidada a fazer uma viagem... uma viagem longa, intensa, cheia de surpresa... sem saber o destino!

O que você colocaria na mala?

Vamos pensar em uma lista?

- escova e pasta de dentes;
- calcinhas;
- desodorante;
- xampu e condicionador;
- chinelos;
- sapatos.

Escolher as roupas seria mais difícil, não é? Difícil fazer a mala para uma viagem sobre a qual nada sabemos: clima, lugar, fuso horário, cultura... Mas, mesmo assim, seja qual for o lugar, alguns itens são imprescindíveis em qualquer mala, não é mesmo?

A única informação que você tem para aceitar a viagem é: vai ser lindo e inesquecível... e só depende de você!

Pois bem, assim é o parto: misterioso, único, delicado, até assustador, mas pode e deve ser lindo.

Quando a mulher está grávida e se prepara para o parto, ela faz o que é possível, tudo que está a seu alcance: aquilo que ela tem como informações básicas, como pré-natal, acompanhamento psicológico, pilates, hidroginástica, ioga, lê os melhores livros a respeito, faz cursos. Esses são itens básicos.

Para muitas de nós, alguns desses itens nem entrariam na "mala". Afinal, não deveria ser "normal"? Ou "uma cesárea, coisa rápida" e pronto?

Quando a mulher chega ao destino e vê tudo acontecendo de maneira surpreendente e exigindo entrega total, não importam o clima e a cultura. O prazer e o amor fusionados fazem com que aquele "lugar" de encontro seja lindo, único, apenas dela.

Leve em sua mala o que você acredita ser imprescindível para ter *paz* ao dizer "me preparei para o que viria!", e apenas *se entregue*.

Sobre o "lugar" não há muito o que dizer, mas sobre "*quem* você vai encontrar lá" eu garanto: *você vai amar por toda a vida*!

A experiência do puerpério

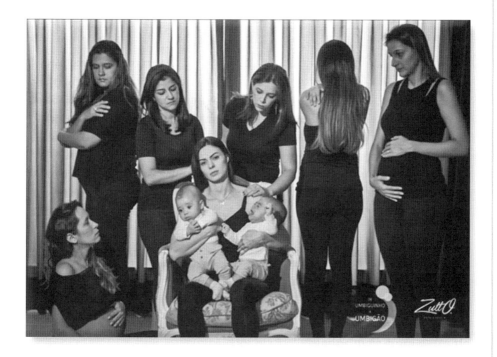

Como seria bom se todas as mulheres tivessem acompanhamento psicológico desde o início da gravidez (ou até mesmo antes) para se preparar para a chegada de um filho. Contudo, o que acontece de fato é que a maioria chega depois, quando já diagnosticada com depressão pós-parto (DPP).

A procura por ajuda para enfrentar o *baby blues* ou a DPP é mais comum até mesmo porque pouco se fala sobre a atuação do psicólogo perinatal. Nós, profissionais da área, devemos divulgar mais material sobre nossa atuação em todo o ciclo gravídico-puerperal, que é muito importante para o planejamento familiar.

Quando a mulher tem a possibilidade de encarar os gatilhos emocionais que podem ser disparados com a chegada do bebê, é favorecida a tecelagem do vínculo com ele. Ela alcança uma estabilidade emocional maior para assumir esse novo papel e se sente capaz de atuar como mãe, não sofrendo tanto com as angústias inerentes a essa experiência tão misteriosa.

No pós-parto, nosso papel é ajudar a mãe a perceber que ela tem as ferramentas necessárias para maternar. Que as ferramentas que ela possui, mesmo que considere inferiores às de outras mães ou até mesmo insuficientes, são as melhores para aquele bebê. O filho é dela, escolheu nascer por ela, e ambos irão aprender juntos sobre as alegrias e as tristezas. Se essa mãe que está diante de nós conseguir ser real para seu filho, contar a ele suas verdades e, acima de tudo, lhe dar amor, com certeza teremos feito um bom trabalho.

Se conseguirmos ajudá-la a aceitar que o amor, assim como todos os outros sentimentos, é aprendido e que ela pode se respeitar, que pode chorar quando estiver triste, admitir estar cansada, que ela pode reclamar e desabafar quando estiver com dor nos seios por amamentar, estaremos valorizando seu direito de validar seus sentimentos e, em consequência, ela fará isso com seu filho que, por sua vez, será um adulto que também validará seus sentimentos e os sentimentos das pessoas a seu redor.

Assim, teremos seres humanos melhores!

Seja rede de apoio, respeito e amor

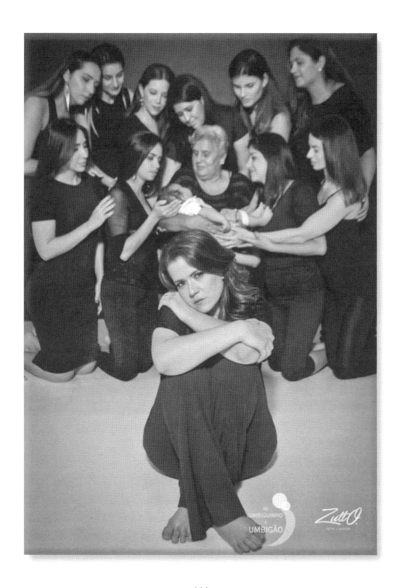

Cuidando de mães, a começar por mim

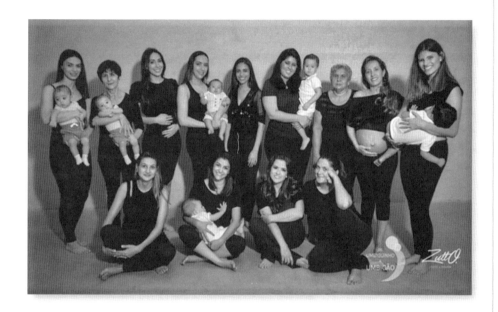

Para cada criança, tantas e tantas mães!

A foto acima faz parte de um ensaio muito especial que fizemos com várias mães, sempre sob o olhar amoroso do fotógrafo Luiz Fernando Garibaldi (Zutto).

O objetivo do ensaio foi propagar a importância da rede de apoio. Infelizmente, porém, o que vemos são julgamentos, afastamento dos amigos, críticas, questionamentos. Uma disputa ilógica por um papel que é de todas nós. Quando uma criança nasce, todas as mulheres que a cercam são responsáveis pelo seu bom nascer. Nós, mulheres, estamos todas unidas por esse dom divino da maternidade, e o nascimento de outro ser humano é um compromisso de amor que temos com Deus.

Nessa era virtual, não precisamos sequer estar fisicamente por perto para influenciar esses nascimentos. Atingimos muitas mulheres com nossas palavras e colocações e não podemos mensurar esse alcance. Deve haver *amor*. Somos os que mais podem proporcionar a outra mulher um momento vivido com amor, respeito e entrega.

O suporte emocional que uma mulher dá a outra é singular. É nosso e somente nosso! É um universo feminino peculiar, delicado e muito forte. As fotos do ensaio intitulado "Rede de Apoio – 1000 Dias Cuidando da Mãe" retratam como deveriam ser nossos partos, o puerpério, e nossa experiência com a maternidade: um elo!

Devemos lembrar sempre disso em vez de criticarmos outras mulheres com suas escolhas e atitudes. São *delas*. Não são nossas. Nosso papel é simplesmente apoiar, segurar no colo e deixar chorar.

Tudo isso porque cada uma de nós está tentando fazer seu melhor. Cada mulher grávida está tentando fazer o que acredita ser certo nesse período e como dá conta. Cada mulher está parindo seu filho à sua maneira, em seu tempo, com o instinto e a feminilidade que lhe são inerentes. Ao nascer uma criança, somos todas responsáveis por ela. Todas nós parimos juntas, assim como, quando uma mãe perde um filho, todas sentimos um pouco dessa dor.

A maternidade é da mulher. Conquistamos muitos espaços ao longo da história e por isso também sentimos o peso de tantos papéis. Mas o papel de *mãe*, não pode ser substituído por ninguém. Ao contrário, é o tempo de todas nós vivê-lo como se fôssemos uma só.

E somos!

Começou...

Começo da vida!
Oportunidade,
Lembranças,
Marcas,
Significados e ressignificações.
Uma mãe que nasce,
Um pai que nasce.
Uma filha, um filho.
Histórias latentes, memórias,
Alegrias e dores.
Tudo sendo parido, sentido,
Vivido!

Para o seu parto: ENTREGUE-SE!

Deixe vir tudo que estiver pedindo por
  portas abertas,
  gavetas escancaradas, feridas
  pedindo por cuidado,
  saudades pedindo por um abraço.
Abrace seu parto,
Cada contração,
Cada dor.

Abrace seu parto e sinta-se abraçada
  por você mesma. Como quem diz:
SEJA BEM-VINDA!
Seja bem-vinda, mulher!
Esse é seu novo lugar,
Novo papel,
Nova missão.
Faça a SUA HISTÓRIA!
Tome o remo desse novo barco que
  acaba de se desprender
da "âncora" para navegar...
Abrace o começo.
Viva cada minuto com amor e
  muita entrega.
Seu filho nasce contigo.
Sua história re-nasce ali!

BOA VIDA!

Com carinho e muito respeito
por suas histórias,

Karla Cerávolo